Kristin Berger-Loewenstein

ATEMTECHNIKEN

— Mehr Sauerstoff, besser Leben —

Wie Sie durch einfache Atemübungen Achtsamkeit und Gelassenheit lernen, Ihre Gesundheit verbessern, Stress abbauen und Ihre Konzentration steigern

Originale Erstauflage: April 2020

Druck / Auslieferung: Amazon oder eine Tochtergesellschaft
Independently published

Coverbild: artskvortsova / Shutterstock

ISBN: 979-8637418640

LOEWENSTEIN
BÜCHER & MEDIEN

Loewenstein Bücher&Medien GmbH
Ericusspitze 4, D-20457 Hamburg

INHALT

Vorwort

Es steht außer Frage, dass das Atmen für den Menschen lebenswichtig ist. Es ist das Erste und das Letzte, was man in seinem Leben tut. Der Atem begleitet Sie ständig und überall hin und dennoch wird ihm meist keine größere Beachtung geschenkt.

Doch Ihr Atem verdient Ihre Beachtung, denn er wirkt sich mehr auf Ihr Leben aus, als Sie vielleicht ahnen.

Er zeigt Ihnen an, wenn es Ihnen körperlich nicht gut geht, er ist ausschlaggebend für Ihre Fitness und kann sogar Ihr seelisches Wohlbefinden beeinflussen.

Der Atem hat Auswirkungen in vielen Bereichen Ihres alltäglichen Lebens, daher ist es von Vorteil, wenn man diesen bewusst wahrnehmen und auch einsetzen kann.

Verschaffen Sie sich in diesem Buch zunächst einen kurzen Überblick darüber, wie genau die Atemluft den menschlichen Körper durchströmt und welche Vorgänge dabei ablaufen. Machen Sie sich ein Bild davon, welchen Stellenwert der Sauerstoff im Körper einnimmt und zu welchen Bedingungen dieser gesund und bereichernd für Sie ist.

Lernen Sie, was es heißt, für den Körper zu atmen. Lesen Sie hier, wie Sie beispielsweise Ihre Leistungsfähigkeit erhöhen oder wie Sie bei gesundheitlichen Beschwerden, wie Atemwegserkrankungen oder auch Übergewicht, vorgehen können.

Nicht nur Ihrem Körper, sondern auch Ihrem Geist können Sie etwas Gutes tun. Sie finden in diesem Buch diverse Übungen und Techniken, die zu mehr Entspannung, Wohlbefinden und Ausgeglichenheit führen.

Doch wie lassen sich diese Ratschläge und Übungen in den Alltag integrieren? Auch darauf wird in diesem Buch Antwort gegeben. Das Beste ist: Sie können zwischen all den zahlreichen Übungen frei wählen und sie nach Belieben kombinieren. Egal, welche Vorlieben Sie haben, Sie treffen die Wahl für die Übungen, die Sie tatsächlich ausführen möchten.

Sie werden sicherlich feststellen, dass Sie nach Beenden dieses Buches einen ganz anderen Blick auf Ihre Atmung haben und diese bewusster wahrnehmen und einsetzen werden.

Viel Spaß beim Entdecken dieser Möglichkeiten!

Einleitung

Einatmen. Pause. Ausatmen.

Dieser Ablauf ist bei jedem Menschen bereits im Säuglingsalter instinktiv angelegt. Er gehört zum Rhythmus des Lebens und geschieht einfach, ohne dass man viel darüber nachdenkt. Das Atmen ist etwas Selbstverständliches, dem oftmals kaum Beachtung geschenkt wird.

Dabei ist dieser Rhythmus eine der am häufigsten ausgeführten Tätigkeiten: Ein erwachsener (gesunder) Mensch atmet ungefähr 20.000-mal am Tag. Bei körperlicher Anstrengung kann es mitunter zu 45 Atemzügen pro Minute kommen.

Die Luft, die durch den Körper strömt, versorgt den gesamten Organismus, wobei diese unterschiedlich auf die verschiedenen Körperregionen verteilt wird. Wussten Sie beispielsweise, dass das Gehirn allein ca. 80 Prozent des Sauerstoffs verbraucht, den Sie eingeatmet haben? Das liegt daran, dass Gehirnzellen bereits nach wenigen Minuten ohne Sauerstoff absterben würden.

Ebenfalls ist vielen Menschen nicht bewusst, dass das Atmen der einzige Vorgang im Körper ist, der unwillkürlich wie auch willkürlich gesteuert werden kann. Insbesondere diese spezielle Eigenschaft macht es möglich, dem Atem eine besondere Aufmerksamkeit zu schenken, um diesen gezielt steuern zu können.

Die Atmung ist eng mit der Körperhaltung, der Stimme und dem Ich-Gefühl einer Person verbunden. Wie man atmet, wirkt sich sowohl auf den Körper als auch auf den Geist aus. Dies ist aber auch umgekehrt möglich. Die Stimmung eines Menschen wirkt sich auf das körperliche Befinden und damit auch auf die Atmung aus.

Der Atem ist ein Teil des Lebens und verbindet Sie direkt mit Ihrer Umwelt. Welchen Stellenwert das Atmen auch im Sprachgebrauch eingenommen hat, sehen Sie an bekannten Redewendungen.

Sie empfinden etwas als „atemberaubend“ oder Ihnen bleibt „vor Angst die Luft weg“. Sicher hat es Ihnen auch bereits mehr als einmal den „Atem verschlagen“. Man versucht, seiner „Wut Luft zu machen“ oder nach einer brenzligen Situation kann man endlich wieder „aufatmen“.

Schon allein dadurch wird deutlich, dass der Atem mehr als nur eine simple Körperfunktion ist.

Ziel bei der Arbeit mit Atemtechniken ist es daher, vor allem die Prävention und Eigenverantwortung zu begünstigen.

Atmen wirkt auf den Körper und den Geist ganzheitlich. Das bedeutet, dass man durchaus über bewusste Ausführungen den Körper und die Seele erreichen kann. Es birgt also viele Vorteile, bewusst zu atmen.

Sie können dadurch genauestens erkennen, wie es Ihnen zu einem bestimmten Augenblick geht. Sind Sie vielleicht gestresst, ruhig oder angespannt? Sie können so besser Ihren Zustand verstehen und in bestimmten Situationen diesem auch entgegenwirken.

So können Sie die Beziehung zum eigenen Körper verbessern. Außerdem ist es möglich, falsche Atemangewohnheiten oder -muster zu erkennen und sich diese abzugewöhnen.

In diesem Buch erfahren Sie all das und noch viel mehr für eine bessere Atmung, mehr Gesundheit und Lebensfreude.

Viel Spaß beim Lesen und Atmen wünscht,

Kristin Berger-Loewenstein

Eine kleine Einführung in die Atemkunde

Um sich mit gewissen Atemtechniken sicher auseinanderzusetzen, ist es wichtig, eine Grundlage zu schaffen. Diese muss nicht sehr umfangreich sein, doch ein wenig Hintergrundwissen kann oftmals dafür sorgen, dass man manche Bereiche besser verstehen und verinnerlichen kann.

Der Weg des Atems

Wie „funktioniert" das Atmen überhaupt? Natürlich weiß jeder, dass man aus- und einatmet, doch welchen Weg legt der Sauerstoff dabei tatsächlich zurück? Hauptverantwortlich für den Ablauf des Atmens ist vor allem das Atemzentrum im Hirnstamm.

Beim Einatmen sollte möglichst frische und sauerstoffreiche Luft in den Körper strömen. Diese wird in den Atemwegen und vor allem in der Nase angefeuchtet und gereinigt, ehe sie in die Lunge gelangt.

Bei diesem aktiven Vorgang spannen sich vor allem das Zwerchfell und die Zwischenrippenmuskeln an. Die Lunge „folgt" dieser Bewegung, wenn auch nur passiv, und kann sich dadurch ausdehnen. Durch diese Ausdehnung ist sie nun in der Lage, die frische Luft aufzunehmen.

Während dieses Vorgangs werden die Bauchorgane durch das absinkende Zwerchfell ein wenig zusammengedrückt. Dadurch werden diese ganz sanft massiert, was unter anderem auch der Verdauung behilflich sein kann.

Vereinfacht ausgedrückt wird der Sauerstoff von der Lunge aus über das Blut in die Organe und in die Zellen des Körpers weitergeleitet. Für die Körperzellen ist der Sauerstoff enorm wichtig, denn dieser wird benötigt, um Nährstoffe verbrennen und dadurch Energie erzeugen zu können.

Die Luft ist nun sauerstoffarm, dafür aber reich an Kohlendioxid. Dieses wird beim Ausatmen aus der Lunge und schließlich auch aus dem Körper

„entsorgt“. Im Gegensatz zur Einatmung handelt es sich hierbei um einen passiven Vorgang.

Das Zwerchfell und die äußeren Zwischenrippenmuskeln erschlaffen nun, was dazu führt, dass die Lunge sich zusammenzieht: Die Luft wird ausgeatmet.

Die Atmung ist demnach ein rhythmisches Wechselspiel aus Entfalten und Zusammenziehen sowie Anspannen und Entspannen. Eine entscheidende Rolle spielt dabei auch das vegetative Nervensystem.

Als Teil des zentralen Nervensystems steuert dieses zu jeder Zeit die lebenswichtigen Grundfunktionen des Körpers, wie beispielsweise Atmung, Verdauung, Wasserhaushalt, usw. Der Sympathikus, welcher zum vegetativen Nervensystem gehört, leitet dabei die Einatmung.

Die Grundaufgabe des Sympathikus ist es, den menschlichen Körper in einen fluchtbereiten Zustand zu versetzen, in dem die Aufmerksamkeit immer weiter erhöht wird. Daher ist er ebenso verantwortlich für die Weitung der Atemwege und damit für die Erhöhung der Atemfrequenz.

Im Gegensatz dazu wird die Ausatmung vom Parasympathikus gesteuert. Dieser bringt den Körper in den Ruhezustand und lässt die Atemwege verengen. Die Atemfrequenz nimmt infolgedessen ab.

Doch woher genau weiß das Atemzentrum welcher Vorgang in einem bestimmten Augenblick von Nöten ist und was wann ausgeführt werden muss?

Dies geschieht ganz einfach über die Informationen über den Zustand der Homöostase, die das Atemzentrum empfängt. Anhand dessen werden Atemfrequenz und Atemvolumen angepasst, wodurch die Konzentration an Sauerstoff sowie Kohlendioxid auf der erforderlichen Höhe gehalten werden kann.

Sollte diese Konzentration vom notwendigen Normalzustand abweichen, wird dies sofort an das Atemzentrum weitergeleitet.

Trotz der zahlreichen Vorgänge und Informationsübermittlungen, die während der Atmung vonstattengehen, dauert ein Atemzug nur wenige Sekunden. Befindet sich der Körper im Ruhezustand, so benötigt der Impuls zum

Einatmen lediglich zwei Sekunden (das Ausatmen ungefähr drei Sekunden). Ist man körperlich aktiv, verkürzen sich diese Phasen.

Natürlich kann der Atemrhythmus aber auch gestört werden. Dies kann beispielsweise durch Gähnen oder Husten geschehen. Gähnt man, wird mit weit geöffnetem Mund eingeatmet, was dazu führt, dass das Einatmen viel länger als gewöhnlich dauert.

Selbstverständlich ist es nicht verwerflich oder ungesund zu gähnen. Vielmehr ist Gähnen ein Reflex, der zum Beispiel durch eine zu hohe Kohlendioxidkonzentration im Blut bewirkt werden kann. Die Lunge soll dadurch schneller von verbrauchter Luft befreit werden.

Auch Husten ist ein Reflex. Als Schutzmechanismus sollen Fremdkörper, Schleim, Staub oder sogar schädliche Dämpfe aus den tieferen Atemwegen entfernt werden.

Sicherlich ist jeder ebenso mit dem Schluckauf vertraut.

Dieser ist meist die Folge einer Zwerchfellreizung. Durch krampfhaftes Zusammenziehen wird stoßartig und unwillkürlich eingeatmet. Der darauf folgende und hörbare Schluss der Stimmritze sorgt dabei für das charakteristische Schluckauf-Geräusch.

Die Atmung kann also auch aus dem Rhythmus kommen, doch dies ist keine große Gefahr. Die dauerhaft auf Hochtouren laufenden Regulierungen der Körperfunktionen sorgen dafür, dass der Atem sich automatisch wieder einpendelt.

Natürlich gibt es neben den hier aufgezählten Bestandteilen noch weitere (teilweise auch übergeordnete) Faktoren, die die Atmung steuern, doch die hier aufgeführten Bereiche gelten als die wichtigsten. Eine detailliertere Beschreibung würde außerdem hier zu weit führen und den Rahmen sprengen. Wichtig ist, dass man in den Grundzügen verstanden und nachvollzogen hat, welchen Weg die Luft bei der Atmung zurücklegt und welche Vorgänge im Körper dabei ablaufen.

Mit solch einem Wissen kann Ihnen das bewusste Atmen nämlich um einiges leichter fallen.

Ab wann zu viel Atmen kann gefährlich sein kann!

Was auf den ersten Blick womöglich befremdlich und nicht nachvollziehbar erscheinen mag, ist das eine höhere Atemfrequenz und Sauerstoffaufnahme nicht besser und vor allem ungesund ist. Auch wenn es heißt, dass der Atem den Menschen mit dem Leben verbindet und extrem notwendig ist, so gilt auch hier der Satz: Nie zu viel des Guten.

Welche Auswirkungen es haben kann, wenn man „zu viel atmet", erfahren Sie in diesem Kapitel.

Das normale Tempo, in dem ein Mensch ein- und ausatmet, ist perfekt auf seinen Körper ausgelegt. Genau in diesem Rhythmus wird der Organismus mit ausreichend Sauerstoff versorgt. Doch gelangt beim Atmen zu viel Luft in den Körper, kann dies ungeahnte Folgen haben.

Es geht dabei auch nicht vordergründig darum, dass man zu viel Sauerstoff aufnimmt. Die Folge daraus ist weitaus schwerwiegender, denn dadurch sinkt stetig die Kohlenstoffdioxid-Konzentration im Körper . Hält dieser Zustand an, kommt es zu einer Hyperventilation.

Eine Hyperventilation ist eine Atemstörung, die einerseits akut wie auch chronisch auftreten kann. Obwohl sie dem Großteil der Betroffenen nicht bewusst ist, tritt die chronische Hyperventilation am häufigsten auf.

Sie verläuft oftmals völlig unbemerkt. Das bedeutet, dass die betroffenen Personen nicht wissen, dass sie tatsächlich hyperventilieren. Solche Menschen leiden oftmals unter Beschwerden wie ständige Aufgeregtheit oder Erschöpfung. Aus Unwissenheit werden die Ursachen für diese Zustände jedoch nicht auf eine Hyperventilation zurückgeführt, sondern meist mit anderen Faktoren begründet.

Sollten Sie also für sich selbst feststellen, dass Sie an solchen Beschwerden leiden, sollten Sie auch die Möglichkeit einer chronischen Hyperventilation in Betracht ziehen.

Stärker ausgeprägt ist die akute Form dieser Atemstörung. Diese tritt heftiger, aber über einen kürzeren Zeitraum auf. Auch die akute Hyperventilation kann unerkannt bleiben, ist aber seltener der Fall.

Wie kommt es überhaupt zu einer Hyperventilation?

Strengt man sich körperlich an, so fällt durch die Umsetzung von Sauerstoff in Energie in den Muskeln mehr Kohlenstoffdioxid an. Dadurch muss mehr eingeatmet werden, da der erhöhte Sauerstoffbedarf nun gedeckt werden muss. Andererseits muss gleichzeitig der Überschuss an Kohlenstoffdioxid ausgestoßen werden.

Dies ist der normale Vorgang. Wird allerdings mehr eingeatmet, als nötig, so kommt es zum Hyperventilieren. Vor allem Stress ist ein entscheidende Faktor, der dafür sorgt, dass man zu viel atmet. Fühlt sich der Mensch belastet oder bedroht, so werden im Körper Hormone ausgeschüttet, die auch die Atmung anregen.

Früher, als der Mensch noch in Wäldern lebte, hatte dieser Mechanismus durchaus Sinn, da man meistens aus einer bedrohlichen Situation fliehen oder sich verteidigen musste. Um dies gewährleisten zu können, musste der Organismus auf Hochtouren laufen. In der heutigen Zeit findet man sich jedoch nicht mehr in solchen Situationen wieder.

Die Produktion dieser Hormone hat keinen Nutzen mehr, doch bewirkt weiterhin körperliche Veränderungen, die den Menschen krank machen können.

Auch wenn der Mensch heute nicht mehr fliehen oder kämpfen muss, so ist Stress dennoch ein allgegenwärtiges Phänomen. Verstärktes Atmen kann außerdem folgende Ursachen haben:

- (vor allem für Kinder) unharmonische Familiensituationen als andauernder Stressfaktor
- zu viel essen
- (zu) viel reden (dies kann eventuell auch durch den Beruf bedingt sein, sollte aber dennoch Beachtung finden)
- übermäßiger Konsum von tierischen Eiweißen und/oder Alkohol
- Mangel oder Überschuss von Mineralstoffen
- Übersäuerung

- zu viel tiefes Einatmen (Auch wenn oftmals gesagt wird, dass dies positive Effekte nach sich zieht, so kann dies auch die gegenteilige Wirkung haben)
- zu warme Kleidung (Erhitzung)

Woran können Sie erkennen, ob eine Hyperventilation vorliegt?

In der Regel ist das Hyperventilieren mit Mundatmung verbunden, denn so kann schneller nach Luft geschnappt werden.

Vor allem bei akuter Hyperventilation ist an gewissen Stellen eine Verengung der Atembewegungen zu verzeichnen. Allerdings muss dies den betroffenen Personen nicht immer sofort bewusst werden.

Es entsteht das Gefühl, dass man nicht genügend Luft bekommt, wodurch meistens Angst ausgelöst wird. Spürt man diese Angst, ob bewusst oder unbewusst, wird dadurch in der Regel veranlasst, dass man noch mehr bzw. noch schneller atmet. Dabei kann es sogar zu gewissen Hyperventilationsanfällen kommen.

Bei akuter Hyperventilation können sich unter anderem diese Folgen einstellen:

- Ein spürbares Kribbeln in den Händen (auch in den Füßen möglich). Oftmals ist dies das erste Symptom, das von den Betroffenen bemerkt wird.
- Das Gefühl, dass man nicht genug Luft bekommt. Dies wirkt oftmals bedrohlich.
- Das Gefühl, aufgeregt, unruhig oder sogar panisch zu sein. Es kann zu einer Panikattacke kommen.
- Herzklopfen und Herzrasen. Der Grund dafür ist der Umstand, dass das Herz auf Hochtouren läuft, da die große Menge an Sauerstoff im Körper verarbeitet werden muss.
- Im Extremfall kann man sich an gewisse Dinge nicht mehr erinnern. Dies können beispielsweise normale und alltägliche Wörter, Telefon-

nummern oder teilweise sogar Namen sein. Man fühlt sich dadurch verwirrt.

- Dem Betroffenen wird schwarz vor Augen, wobei es mitunter sogar bis zur Ohnmacht kommen kann.
- Man fühlt sich schwindlig und schwach. Oftmals muss man sich hinlegen, da man Angst hat, sich nicht mehr länger auf den Beinen halten zu können.
- Es kommt zur Muskelverkrampfung (vor allem in den Händen).

Dennoch sollten Sie keine Angst vor einer möglichen Hyperventilation haben. In einem solchen Fall sollten Sie zuallererst vor allem dafür sorgen, dass die betroffene Person weniger Sauerstoff zu sich nimmt bzw. nicht zu viel Kohlensäure abatmet.

Eine althergebrachte, aber immer noch taugliche Methode ist die **„Tütenmethode“**. Dem Hyperventilierenden wird dabei eine Tüte vor den Mund gehalten, in die er atmet. Dadurch wird verbrauchte Luft eingeatmet, wodurch die zu stark abgegebene Kohlensäure-Konzentration wieder ins Lot gebracht werden kann.

Eine weitere Lösung ist: Langsam ausatmen, Pause am Ende des Ausatmens. Diese Methode kann oftmals aber nicht gleich nach Erkennen einer Hyperventilation ausgeführt werden.

Atmen für den Körper

Was genau tut das Atmen für den menschlichen Organismus? Welche körperlichen Vorteile hat es, sich gezielt auf die eigene Atmung zu konzentrieren? Erfahren Sie in den nächsten Kapiteln, wie Sie sich durch bewusstes Atmen intensiver um Ihr körperliches Wohlbefinden kümmern können.

Sauerstoff ist essenziell!

Der Mensch atmet, um zu leben. Doch was genau bewirkt das Atmen und vor allem der Sauerstoff im Körper?

Sie wissen ungefähr, welchen Weg der Atem im Körper zurücklegt und an welche Stationen dieser weitergeleitet wird, ehe er in umgewandelter Form den menschlichen Organismus wieder verlässt. Dabei gibt es jedoch noch weitere zahlreiche kleinere Vorgänge.

Wie gelangt Sauerstoff beispielsweise in das Blut? Um diese Frage beantworten zu können, muss man sich zunächst einen groben Überblick über den Lungen- und Körperkreislauf machen.

Ist die Atemluft einmal in der Lunge, so wird diese durch die Bronchien transportiert. Wie bei einem Ast, der sich in immer kleinere Zweige aufteilt, so gliedern sich auch die Bronchien in der Lunge in kleinere Bronchiolen auf. Von diesen wiederum gehen die noch kleineren Lungenbläschen ab.

Lungenbläschen sind von Kapillaren, also sehr kleinen Blutgefäßen, umgeben . Deren Wände sind so dünn, dass Sauerstoff einfach durch sie hindurch in das Blut diffundiert.

In den Lungenvenen sammelt sich nun dieses mit Sauerstoff angereicherte Blut. Von dort aus wird es in das Herz, genauer gesagt in den linken Vorhof sowie in die linke Herzkammer weitergeleitet.

Über die Aorta wird dieses Blut danach in den Körperkreislauf gepumpt. Dadurch gelangt es zu den Muskeln und den Organen. Wurde der Sauerstoff in diesen Bereichen abgegeben, so wird das Blut mittels Venolen und Venen (Vena cava superior und Vena cava inferior) zurück zum Herzen (dort zuerst in den rechten Herzvorhof und dann zur rechten Herzkammer) gepumpt. Von dort aus gelangt es erneut in die Lungen, damit der Kreislauf erneut beginnen kann.

Auch wenn dieser Vorgang vielleicht nicht sonderlich spektakulär klingen mag, so ist er doch essenziell. Ohne die Atemfunktion würde es nämlich im Körper keinen Vitalprozess geben. Das bedeutet, dass kein Stoffwechsel, keine Gehirn- und vor allem keine Muskelaktivitäten stattfinden könnten.

Der Sauerstoff ist dafür verantwortlich, dass es zum Verbrennungsprozess von Kohlenhydraten sowie Fetten kommen kann. Dieser Vorgang ist wichtig, denn so kann der Körper „angetrieben“ werden.

Was Sie vielleicht noch nicht wussten:

Die Muskelzelle fungiert in diesem Kreislauf als Endabnehmer, kann sich aber der Versorgung durch Sauerstoff in gewisser Weise „erkenntlich zeigen“. Es ist nämlich möglich, die Abschöpfung des Sauerstoffs aus den bereits genannten Kapillaren zu optimieren.

Dies kann vor allem durch eine Vermehrung der Stoffwechsel-Organellen (genannt Mitochondrien) funktionieren. Dies benötigt jedoch ein wenig Übung.

Im Normalfall werden nur 8 % des in der Luft eingeatmeten Sauerstoffs aufgenommen. In der Ausatmung sind es sogar 12 bis 13 % Sauerstoff, die ungenutzt an die Umgebung zurück gegeben werden. Mithilfe von regelmäßigem Training kann diese Entnahmespanne verbessert werden, was über die Anzahl der Mitochondrien- geschieht.

So erhöhen Sie Ihre Leistungsfähigkeit

Wie im vorherigen Kapitel bereits angedeutet wurde, ist es möglich, die „normalen“ Abläufe im Körper zu optimieren. Wie Sie wissen, ist der Atem essenziell für Körper und Geist. Dementsprechend kann Ihre persönliche Kapazität erhöht werden, wenn Sie diese Atmungsvorgänge verbessern.

Bevor Sie sich mehr in dieses Gebiet vertiefen, ist es wichtig am Anfang zwei Begriffe etwas näher zu erläutern: Aerob und anaerob. Diese beiden Worte werden Ihnen in diesem Kapitel häufiger begegnen.

Die Rede ist von einem aeroben Energiestoffwechsel, wenn während des Verbrennens von Fetten sowie Kohlenhydraten Sauerstoff verbraucht wird. So kann Energie für Muskelarbeit gewonnen werden, was vor allem bei niedriger Trainingsbelastung der Fall ist.

Handelt es sich allerdings um schnelles und intensives Training mit einer hohen Belastungsintensität, so braucht Ihr Körper in kurzer Zeit viel mehr Energie. Die gerade beschriebene Energiegewinnung durch Atmen könnte diesen Bedarf nicht mehr decken.

Aus diesem Grund werden die Kohlenhydrate durch den Körper ohne Sauerstoff in Energie umgewandelt. Dies geschieht durch eine Milchsäuregärung, wobei Laktat anfällt. In diesem Fall ist von einem anaeroben Energiestoffwechsel die Rede. Fette werden dabei nicht verbrannt, denn der Körper bräuchte dafür Sauerstoff. Eine anaerobe Energieausbeute ist demnach um einiges geringer und kann nicht so lange stattfinden wie die aerobe.

Sie müssen sich in diesem Bereich immer vor Augen halten:

Luft ist Leistung.

Sie ist der wichtigste Schlüssel um die eigene Stärke, Fitness und auch Konzentration zu verbessern.

Dies funktioniert vor allem durch fleißiges Üben. Dabei geht es aber nicht nur um Übungen zu Atemtechniken usw., die vor allem auf eine bewusste Atmung zielen. Hierbei geht es vor allem darum, „aus der Puste zu kommen“: Es geht um aerobes Training und Kapazität.

Möchten Sie Muskeln aufbauen, so fangen Sie vielleicht an, Gewichte zu stemmen und Krafttraining zu machen. Ähnlich können Sie sich das Training für die Atmung vorstellen. Was trainiert werden soll, muss belastet werden, damit es sich weiterentwickeln kann. Dies gilt aber immer nur bis zu einer gewissen Grenze! Überlasten Sie sich dabei niemals!

Es ist Ihnen nämlich in gewisserweise genetisch vorgeschrieben, über welche aerobe Kapazität Sie verfügen. Auch wenn dieser Wert vielleicht nicht so hoch sein sollte, wie Sie es sich womöglich erhofft hatten, so denken Sie dennoch stets: Machen Sie immer das Beste aus Ihrem aeroben Potenzial.

Für diese genannte Kapazität kommt es jedoch nicht einfach nur darauf an, was einem in die Wiege gelegt wurde. Viel mehr ist es ebenso wichtig, in welchem Zustand sich der Sauerstofftransport im Körper (also zu den Organen und dessen Verwertung) befindet.

Gerade bei Sportlern sieht man häufig, dass man nicht unbedingt eine große Lunge haben muss, um gute Ergebnisse erzielen zu können. Eine ökonomisch arbeitende Atemmuskulatur ist dabei ebenso ausschlaggebend.

Vor allem regelmäßiger Ausdauersport erhöht die Atemeffizienz. Dies hat einen ganz einfachen Grund: Durch die stärkere Belastung wird der Blutdruck erhöht. Die Folge daraus ist, dass das Blut schneller durch die Gefäße sowie Muskeln gepumpt wird. Es wird der „Befehl“ gegeben, dass vermehrt rote Blutkörperchen produziert werden sollen, welche die wichtigsten Träger von Sauerstoff sind. Dadurch kann durch das Blut noch mehr Sauerstoff aufgenommen werden und natürlich ebenso eine höhere Menge an Muskeln, Organe und Gehirn weitergeleitet werden.

Findet solch ein Training regelmäßig statt, so wird gleichzeitig die Atemmuskulatur verbessert, was die Sauerstoffaufnahme erhöht. Die Folge: Eine Verbesserung des Atems, eine effektivere Sauerstoffversorgung, größere Muskeln sowie ein stärkeres Herz-Kreislauf-System.

Vertrauen Sie daher auch gern auf Ausdauertraining, denn so können Sie sich selbst (und Ihre Atmung) von allein immer weiter steigern. Haben Sie dabei keine Angst, dass Sie dafür eine spezielle bzw. besondere Atemtechnik benötigen, denn richtige Atmung erfordert keine Anleitung. Daher gibt es keine besonderen Atmungs-Anleitungen für das gewöhnliche Ausdauertraining.

Merken Sie sich vor allem Folgendes: Je tiefer Ihr Atem in den Bauchraum gelangt, desto besser funktioniert dies. Dabei wird nämlich einerseits das Zwerchfell (der wichtigste Atemmuskel) trainiert, andererseits werden auch die tiefsten und verzweigtesten Lungenteile erreicht.

Versuchen Sie jedoch immer darauf zu achten, dass Sie möglichst ohne „Sauerstoffschuld" trainieren. Das bedeutet, dass Sie einen Leistungsbereich auswählen, in dem es ein Gleichgewicht zwischen Sauerstoffaufnahme und -verbrauch gibt.

Dabei können Sie sich an der Herzfrequenz orientieren: Trainieren Sie mit einem Puls von 70 bis höchstens 80 % Ihrer persönlichen maximalen Herzfrequenz, so befinden Sie sich im aeroben Bereich. Darüber können Sie weiterhin Ihre individuellen Leistungsgrenzen ermitteln und Ihr Potenzial ausschöpfen. Auch hier gilt aber wie bereits genannt: Überanstrengen Sie sich dabei nicht!

Auch wenn Sie gerade gelesen haben, dass es für die Atmung beim Trainieren keine speziellen Vorgaben gibt, so existieren dennoch für jede Sportart eigene Atemstile. Diese orientieren sich vor allem an Effizienz, Zeit, Anstrengung, Wetterbedingungen usw.

▪ Atmung beim Kraftsport

Hierbei kann die Technik des Atemstillstands oder der Atemblockade angewendet werden. Dabei wird in entscheidenden Momenten die Atmung blockiert, denn dadurch kann die Sprengkraft der Person für einen Moment ansteigen.

Beispiel: Das Greifen des Gewichtes und Anheben, während der Atem blockiert wird.

Allerdings sollten Sie dabei vorsichtig sein. Bei solch einem Atemstil kann zu hoher Druck im Bauch, Schädel und weiteren betroffenen Bereichen während der Atmung entstehen. Dieser Druck herrscht gleichzeitig in den Blutgefäßen, wodurch es zu einer geringen Rückkopplung durch die Venen kommen kann. Es können Krampfadern auftreten bzw. bereits vorhandene sich verschlimmern und die Steifigkeit in Muskeln kann unter Umständen erhöht werden.

▪ Atmung bei Ausdauersportarten

Hier gibt es keinen richtigen Atemstil, denn dabei geht es vor allem um die ausschließlich aerobe Anstrengung (Laufen, Sprints, Schwimmen, usw.).

Die Muskelkraft an sich ist in diesem Bereich recht gering, was natürlich trotzdem zu einer erhöhten Herzfrequenz und damit zu einer größeren Lungenbelüftung führt.

▪ Atmung bei Mischsportarten

Unter Mischsportarten sind hier vor allem Tätigkeiten wie Sportspiele, Kontaktsportarten, usw. gemeint. Dabei wechseln sich aerobe und anaerobe Atemstile ab.

Merken Sie sich in diesem Bereich folgende Regel: Während des schwierigsten Bewegungsteils atmen Sie aus, beim Zurückkommen atmen Sie ein.

Doch Atmen hat nicht nur Auswirkungen auf körperlich anstrengende Aktivitäten, denn auch die Konzentration kann dadurch beeinflusst werden.

Sie fühlen sich oftmals unkonzentriert? In sehr vielen Fällen ist dies eine Folge davon, dass das Gehirn nicht ausreichend mit Sauerstoff versorgt wird. So etwas können Sie beispielsweise auch daran beobachten, dass sich Menschen in gut durchlüfteten Räumen besser konzentrieren und demnach effizienter arbeiten können, als in stickigen und unbelüfteten Räumlichkeiten.

Aber auch nach einem reichhaltigen Essen kann solch eine Situation eintreten, denn für die Verdauung benötigt der Körper eine Menge Sauerstoff. Dadurch „leidet" auch das Gehirn ein wenig unter diesem Vorgang, denn der von ihm benötigte Sauerstoff fließt gerade in die Verdauung. Unter anderem ist dies auch der Grund dafür, dass man sich meist nach einem reichhaltigen Essen träge und müde fühlt.

Ein weiterer Faktor in dieser Hinsicht ist Stress. Lastet hoher Druck auf Ihnen, so fühlen Sie sich schnell schlapp und nicht ausgeruht. Auch dies kann sich auf Ihre Konzentrationsfähigkeit auswirken.

Im Folgenden finden Sie einige Atemübungen, die Ihnen dabei helfen können, Ihre Konzentration- und damit auch Leistungsfähigkeit zu steigern. Führen Sie diese gern regelmäßig, im Optimalfall drei- bis viermal in der Woche durch.

▪ Atem zählen

Diese Übung dient vor allem der Beruhigung und der Verlängerung Ihrer Atemdauer.

Schließen Sie dafür Ihre Augen. Zählen Sie dann beim Einatmen innerlich bis zehn. Beim Ausatmen zählen Sie rückwärts von zehn an.

Wiederholen Sie dies fünfmal.

▪ Fingeratmen

Hierbei vertiefen Sie Ihre Atmung und leiten Ihre Energie in neue Bahnen.

Setzen Sie sich in einer entspannten und aufrechten Haltung hin. Drücken Sie nun Ihre Fingerkuppen gegeneinander und zwar für zehn Atemzüge lang. (Drücken Sie dabei nicht nur mit den Fingerspitzen, sondern nutzen Sie Ihre gesamten Fingerkuppen!).

Achten Sie auf einen ausgewogenen und gleichmäßigen Druck.

▪ Duftatmen

Hierbei soll es zur einer verbesserten und damit anregenden Durchblutung im Gehirn kommen.

Fassen Sie sich mit Ihrem Daumen und Zeigefinger an Ihre Nasenwurzel (Ansatzstelle der Nase zwischen den Augen). Streichen Sie nun mehrmals langsam über den gesamten Nasenrücken nach unten bis hin zur Nasenspitze. Achten Sie dabei auf einen starken Druck durch Ihre Finger.

Lassen Sie danach die Arme und Hände locker. Atmen Sie nun so, als würden Sie bewusst einen bestimmten Duft erschnuppern. Achten Sie dabei vor allem darauf, wie Ihr Atem unter dem Nasenrücken hinein und wieder hinaus strömt.

Machen Sie von diesem Vorgang fünf bis zehn Atemzüge.

▪ Schnellatmung

Stärken Sie durch diese Übung Ihr Zwerchfell und erhöhen Sie so den Sauerstoffgehalt im Blut.

Sie sitzen dabei aufrecht im Schneidersitz. Atmen Sie nun schnell durch Ihre Nase aus (Dies darf nicht mehr als eine Viertel- bis halbe Sekunde dauern!) und wieder ein. Dabei sollte der Vorgang des Einatmens doppelt so lang wie der des Ausatmens sein.

Beim Ausatmen pressen Sie die Luft kräftig heraus, während Sie den Bauch zeitgleich einziehen. Lassen Sie diesen danach locker, denn so können Sie von allein ausatmen.

Führen Sie am Anfang 20 bis 30 Wiederholungen durch. Sind Sie dabei etwas geübter, können Sie diese Zahl bis zu 100 erhöhen.

Spüren Sie, dass Sie sich nicht recht konzentrieren können bzw. dass Sie eine Pause benötigen, so nehmen Sie sich ruhig einige Minuten Zeit, um ein paar dieser Übungen durchzuführen.

Kleine Tricks gegen Übergewicht

Auch wenn es absurd klingen mag, so ist es dennoch möglich: Atmen gegen Übergewicht.

Natürlich dürfen Sie sich nun nicht vorstellen, dass man durch einige gezielte Atemübungen problemlos zu seinem Wunschgewicht kommt. So einfach ist es leider doch nicht, auch wenn dies eine schöne Vorstellung ist. Allerdings können Sie durch zielgerichtete Übungen Ihren Abnehmvorgang positiv unterstützen und so viel effektiver im Kampf gegen das Übergewicht sein.

Am Anfang dieses Kapitels steht eine Atemübung für den Magen. Wenn Sie nämlich von Vornherein Ihre Verdauung fördern, können Sie eventuellem Übergewicht bereits vorbeugen.

Durch die folgende Übung können sie außerdem Verstopfung und auch Fettleibigkeit entgegenwirken. Führen Sie diese am besten täglich durch. Der optimale Zeitpunkt ist dann, wenn der Magen „verhältnismäßig" leer ist, wie beispielsweise am Morgen nach dem Aufwachen. Warten Sie mit dieser Übung auf jeden Fall ungefähr eine Stunde, nachdem Sie gegessen haben.

Atemübungen für Ihren Magen

- Suchen Sie sich einen Sessel/ einen Stuhl mit Armlehnen und stellen Sie sich davor.
- Beugen Sie sich nun mit ausgestreckten Armen nach vorn. Umfassen Sie dabei beide Armlehnen des Sessels.
- Stoßen Sie Ihren kompletten Atem aus.
- Während Sie dabei Ihren Atem anhalten, ziehen Sie Ihren Unterleib so weit, wie es Ihnen möglich ist, ein. Drücken Sie ihn anschließend wieder so weit wie es geht heraus.
- Wiederholen Sie diesen Vorgang dreimal. Atmen Sie dabei nicht!
- Atmen Sie dann wieder ein.

Diese Übung sollten Sie ungefähr fünfmal wiederholen. Leiden Sie unter Verdauungsstörungen oder Verstopfung, sollten Sie zehn Wiederholungen durchführen.

Außerdem gibt es eine weitere Atemübung für den Magen, die Sie bei Bedarf gern im Anschluss an die erste Übung durchführen können.

- Stehen Sie aufrecht und schließen Sie die Augen.
- Legen Sie nun Ihre Hände übereinander auf Ihren Unterleib. Drücken Sie diese leicht an Ihren Körper.
- Spannen Sie anschließend den unteren Teil Ihres Bauches an.
- Halten Sie diese Spannung aufrecht. Währendessen spannt sich auch der obere Teil Ihres Bauches an.
- Entspannen Sie dann gleichzeitig den oberen wie auch den unteren Teil Ihres Bauches
- Führen Sie von diesem Vorgang sechs Wiederholungen durch.

Die Long Breath Diet

Aus Japan ist mittlerweile eine Atemübung bekannt geworden: Die sogenannte Long Breath Diet. Diese soll den Stoffwechsel anregen, die Bauchmuskeln stärken und sogar dem Bauchfett den Kampf ansagen.

Bekannt wurde dieser Trick vor allem durch den japanischen Schauspieler Miki Ryosuke. Er soll in ungefähr sieben Wochen ganze 13 Kilogramm abgenommen haben.

Lassen Sie sich jedoch nicht von dem Wort „Diet“ (deutsch: Diät) in die Irre führen. Sie brauchen keine Angst davor zu haben, dass Sie nicht mehr zu sich nehmen dürfen, außer Luft. Bei dieser „Diät“ geht es nämlich nicht um die Ernährung, sondern vielmehr um die Atmung.

Was benötigen Sie für diese Übung?

- zwei bis fünf Minuten Zeit

- ein ruhiges Plätzchen, wo Sie sich entspannen können

Diese japanische Atemtechnik funktioniert wie folgt:

- Stellen Sie sich aufrecht hin.
- Platzieren Sie ein Bein vor sich. Das andere platzieren Sie hinter sich.
- Spannen Sie Ihr Gesäß an und verlagern Sie Ihr Gewicht auf Ihren hinteren Fuß.
- Atmen Sie für drei Sekunden lang ein. Während Sie dies tun, heben Sie gleichzeitig mit der Atmung Ihre Arme über Ihren Kopf.
- Atmen Sie für sieben Sekunden lang stark aus. Senken Sie Ihre Arme halb ab.

Spannen Sie Ihre gesamte Körpermuskulatur an, während Sie ausatmen.

- Wiederholen Sie diese Übung zwei bis fünf Minuten lang.

Wie genau soll dabei das Abnehmen funktionieren? Kann man durch unterstützende Atemübungen wirklich einfacher an Gewicht verlieren?

Wissenschaftlich wird diese Übung so erklärt, dass der Sauerstoff in der eingeatmeten Luft die körperlichen Fettzellen zu Kohlendioxid und Wasser umwandelt. Das Kohlendioxid wird dabei wieder ausgeatmet, während das Wasser für den Stoffwechsel gebraucht wird.

Allerdings sollten Sie dabei immer im Hinterkopf behalten, dass es keine wissenschaftlichen Belege für die Wirksamkeit der Long Breath Diet gibt. Wenn Sie also abnehmen möchten, sollten Sie nicht nur auf diese Atemtechnik vertrauen.

Kombinieren Sie diese viel lieber mit einer ausgewogenen Ernährung und ausreichender Bewegung.

Oxycise

In den USA gibt es eine weitere Atemübung, die der Long Breath Diet recht ähnlich ist und ebenfalls der Fettverbrennung dienen soll: Oxycise.

Dabei soll Blut aktiv mit Sauerstoff gesättigt werden.

Zeitgleich zur Atemübung werden Bewegungen durchgeführt, die die Sauerstoffzufuhr in die Problemzonen unterstützen sollen.

Wie Sie schließlich bereits wissen, werden durch Sauerstoff (englisch: oxygen) Fettzellen verbrannt, da sie in Wasser und Kohlendioxid umgewandelt werden.

Übung:

- Stellen Sie sich schulterbreit hin.
- Gehen Sie ein wenig in die Knie. Schieben Sie dabei Ihren Beckenboden etwas nach vorn.
- Legen Sie Ihre Hände auf den Bauch.
- Atmen Sie tief durch die Nase ein und blähen Sie dabei Ihren Bauch so weit wie möglich auf.
- Atmen Sie dreimal kurz durch Ihre Nase ein. Ziehen Sie dabei den Bauch immer mehr ein.
- Atmen Sie tief durch den Mund aus. (Hilfe: Lächeln Sie dabei.)
- Ziehen Sie den Bauch während des Ausatmens bewusst zur Wirbelsäule hin ein.
- Atmen Sie nun kurz dreimal durch den Mund aus.

Versuchen Sie, diese Übung täglich viermal hintereinander auszuführen. Nach ungefähr zwei Wochen können Sie dies auf acht Wiederholungen steigern, nach vier Wochen auf 16 Wiederholungen usw.

Gern können Sie natürlich die Long Breath Diet und Oxycise miteinander kombinieren.

Denken Sie aber dabei, wie bereits aufgeführt, immer daran: Verlassen Sie sich nicht allein auf diese Atemübungen, sondern achten Sie ebenso auf Ihre Ernährung und ausreichend Bewegung.

Hilfe bei Atemwegserkrankungen

Sollten Sie unter bestimmten Atemwegserkrankungen leiden, so können Sie den Krankheitsverlauf oftmals mit gezielten Atemübungen verbessern. Lesen Sie dazu das folgende Kapitel.

Übungen bei Asthma

Gerade bei dieser Erkrankung, bei der die Atemmuskulatur durch starkes und häufiges Husten sehr in Anspruch genommen wird, ist es wichtig, diese zu dehnen.

Hierfür können Sie beispielsweise folgende Übung durchführen:

- Stellen Sie sich aufrecht hin.
- Verdrehen Sie den Oberkörper gegen den Unterkörper. Atmen Sie dabei vor allem mit dem Zwerchfell. (Dadurch wird dieses trainiert und gestärkt.)

Wichtig für Asthmatiker ist außerdem, dass Sie lernen, „richtig zu husten“. Sehr oft kommt es bei dieser Erkrankung zu Reizhusten, wodurch es zu einem sogenannten Bronchospasmus kommt, einem Verkrampfen der Bronchien. Empfehlenswert ist daher eine morgendliche Bronchialtoilette, wodurch Sie die Atemwege reinigen und freihalten können.

Was heißt **kontrolliertes Husten** im Klartext?

- Husten Sie gezielt nach dem Aufstehen. In der Nacht sammeln sich nämlich Schleimreste in der Lunge, die Sie so abhusten können.
- Auf das tiefe Einatmen folgt dabei ein sachtes Räuspern, wobei ein Teil der Luft ausgeatmet wird.

- Nutzen Sie die restliche (in der Lunge verbliebene Luft), um sanft zu husten.
- Wiederholen Sie dies mehrmals, damit Sie Ihre Atemwege zur Gänze befreien können.

Eine weitere Übung wäre die sogenannte **Lippenbremse**, die vor allem für Entspannung in der Atemmuskulatur sorgen soll:

- Spitzen Sie Ihre Lippen (wie beim Pfeifen). Ihre Oberlippe ist dabei leicht vorgestülpt.
- Atmen Sie so lange wie möglich gegen die kaum geöffneten Lippen aus. Die Luft sollte dabei nur langsam und gleichmäßig entweichen können. Pressen Sie sie nicht heraus!
- Ihre Wangen werden dadurch aufgebläht. Haben Sie die Übung richtig angewendet, sollten Sie länger aus- als einatmen.

Auch der **Kutschersitz** kann unterstützend bei Asthma wirken:

- Setzen Sie sich aufrecht auf das vordere Drittel eines Stuhles.
- Spreizen Sie Ihre Beine leicht zur Seite und stellen Sie sie im rechten Winkel fest auf den Boden.
- Beugen Sie den Oberkörper leicht nach vorn und legen Sie die Hände auf den Oberschenkeln auf
- Hierbei handelt es sich nicht um eine Atemübung in diesem Sinne, sondern um eine bestimmte Körperhaltung, welche die Atmung erleichtert.

Übungen bei Atemnot

Bei Atemnot sollten Sie vor allem darauf achten, sich in eine Position zu begeben, die das Atmen erleichtert. Auch hierbei können Sie den Kutschersitz (siehe Übungen bei Asthma) einnehmen.

Hilfreich kann außerdem der sogenannte **Torwartstand** sein, wobei Sie im Stehen Ihre Hände auf die Knie aufstützen.

Welche Position Sie bei Atemnot keineswegs einnehmen sollten, ist das flache Liegen auf dem Rücken!

Merken Sie sich bei Atemnot vor allem Eines: Atmen Sie trotz der Aufregung effektiv weiter. Je schneller und flacher Sie atmen, desto ineffektiver wird Ihre Atmung.

Übungen bei COPD

Bei COPD handelt es sich um die häufigste Atemwegserkrankung in Deutschland: Eine chronisch obstruktive Lungenerkrankung (englisch „chronic obstructive pulmonary disease"). Diese Bezeichnung fasst eine Gruppe von Lungenerkrankungen zusammen, bei denen es vor allem zu einer zunehmenden Verengung der (kleinen) Atemwege kommt. Beispielsweise das Rauchen von Zigaretten oder ähnlichen Stoffen kann eine solche Erkrankung begünstigen.

Bei diesen Atemübungen spielt die **Lippenbremse** (siehe Übungen bei Asthma) eine wichtige Rolle. Durch das bewusste Atmen gegen den Widerstand der Lippen erhöht sich nämlich in den oberen Atemwegen der Druck. Außerdem werden so die Bronchien offen gehalten, was das Entweichen der Luft begünstigt.

Weiterhin ist eine Vertiefung der Atmung und damit Verminderung der Atemarbeit möglich. Dies ist beispielsweise beim Trainieren der Bauchatmung und bei Übungen zur Beweglichkeit des Brustkorbs der Fall.

Außerdem können Sie die **Zwerchfellatmung** anwenden. Konzentrieren Sie sich dazu aktiv auf die Atmung durch das Zwerchfell (also vordergründig mit dem Bauch). Sie entlasten dadurch andere Atemmuskeln und stärken Ihr Zwerchfell. Gern können Sie dies auch mit der **Lippenbremse** kombinieren.

Oftmals hilft bei COPD außerdem, den **Kutschersitz** (siehe Übungen bei Asthma) einzunehmen. Die Rückenmuskulatur kann so entspannt werden und aufgrund dessen wird weniger Sauerstoff verbraucht.

Als Alternative zum Kutschersitz können Sie sich verkehrt herum auf einen Stuhl setzen. Die Ellbogen liegen dabei auf der Stuhllehne auf. Bei Bedarf können Sie sich dabei in einem leicht breitbeinigen Stand mit den Händen auf Ihren Oberschenkeln abstützen.

Auch bei COPD können Sie **kontrolliertes Husten** anwenden (siehe Übungen bei Asthma). Zusätzlich zu der bereits beschriebenen Vorgehensweise können Sie Ihre Arme beim Husten auf den Bauch drücken.

Übungen bei einer Lungenentzündung

Bei solch einer Erkrankung ist es wichtig, dass das in der Lunge vorhandene Sekret und der Schleim richtig abgehustet werden. Denn gerade darin befinden sich viele Bakterien.

Dazu können Sie folgende Übung durchführen:

- Atmen Sie zunächst fünfmal tief ein und wieder aus.
- Der Fokus liegt hierbei auf der Atmung durch das Zwerchfell (also durch den Bauch). Es soll gestärkt werden, während gleichzeitig die Lunge geschont wird.
- Atmen Sie daher möglichst tief durch den Bauch.

Auch hier können Sie wieder von der **Lippenbremse** (siehe Übungen bei Asthma) Gebrauch machen. Die gerade beschriebene Übung lässt sich nämlich hervorragend mit der Lippenbremse kombinieren.

Haben Sie diese Übung fünfmal wiederholt, so bleibt Ihr Mund nachdem Sie eingeatmet haben, geöffnet. Ihr Atem wird angehalten. Nun müssen Sie Brust sowie Bauch anspannen und die Luft so schnell wie möglich aus der Lunge pressen. Dadurch wird ein Hustenreflex ausgelöst, der den Schleim in der Lunge löst.

Zur **Reinigung der Atemwege** ist es hilfreich, Luft auf bestimmte Laute wie „T" oder „K" auszustoßen. Dadurch versetzen Sie den Brustkorb in Schwingung, wodurch sich ebenfalls Schleim löst. Auch können Sie dafür beim Ausatmen den Buchstaben „M" summen.

Achten Sie außerdem darauf, dass Sie bei einer Lungenentzündung die Atemwege offenhalten. Dies erreichen Sie durch atmungserleichternde Körperhaltungen, wie sie bereits beschrieben wurden.

Übungen zur Erleichterung der Atmung bei Lungenkrebs

Hierbei ist es wichtig, dass die Lunge gestärkt und die Atmung verbessert wird. Wenden Sie dabei wieder die **Lippenbremse** (siehe Übungen bei Asthma) an. Auch sind Übungen wie die **Zwerchfellatmung** (Übungen bei COPD) ratsam, wodurch Sie Ihr Zwerchfell stärken können. Dies ist vor allem für die Erleichterung der Atmung bedeutsam.

Übungen bei Rippenbruch

Dabei handelt es sich natürlich nicht direkt um eine Atemwegserkankung. Allerdings kann solch ein Umstand Auswirkungen auf die Atmung bzw. die Atemmuskulatur haben. Aus diesem Grund können Sie auch in solch einem Fall ein paar Atemübungen anwenden.

Denn gerade nach einem Rippenbruch ist es ratsam, die Muskulatur zwischen den betroffenen Knochen wieder zu stärken. Dies kann beispielsweise durch folgende Übungen geschehen:

- Drehen Sie Ihren Oberkörper gegen die Beine, sodass es auf der „geschädigten“ Seite zu einer Dehnung der Muskeln zwischen den Rippen kommt.
- Weiterhin können Sie wieder durch bewusste Bauchatmung das Zwerchfell stärken. Dadurch können Sie die derzeitig eingeschränkte Muskulatur unterstützen.

Atemtechniken gegen das Schnarchen

Sicher kennen Sie dieses lästige Problem: Das Schnarchen. Weder für die betroffene Person selbst, noch für den Partner, der nachts ebenfalls davon in Mitleidenschaft gezogen wird, ist dies eine angenehme Angelegenheit. Tatsächlich leiden ungefähr 45 % der Erwachsenen an Schnarchen.

Chronisches Schnarchen kann überdies zu Müdigkeit, Stimmungsschwankungen sowie Reizbarkeit und auch mitunter zu Herz-Kreislauf-Erkrankungen führen.

Schnarchen ist in erster Linie eine unbewusst gesteuerte Muskelbewegung im Mund- sowie Rachenraum. Die in der Nacht erschlafften Hals- und Zungenmuskeln spielen dabei eine wichtige Rolle.

Werden diese besagten Muskeln über den Tag hinweg systematisch trainiert, so werden diese dauerhaft gestärkt. Die Folge dessen ist, dass sich deren Grundspannung verbessert und damit dafür sorgt, dass die Atmung während der Nachtphase um einiges ausgeglichener wird. Die entsprechenden Bereiche werden nämlich gestrafft und das Schnarchen wird reduziert.

Atemtraining ist daher ein wichtiger Bestandteil im Kampf gegen das Schnarchen. Dabei gibt es einige verschiedene Atemübungen.

Singen

So merkwürdig es auf den ersten Blick klingen mag, so ist dies dennoch eine effektive Vorgehensweise gegen Schnarchen. Durch Singen trainieren Sie gezielt Ihre Stimme, was wiederum zu einer Stärkung der Rachenmuskulatur führt.

Singen Sie täglich, so reduziert sich die Frequenz und die Lautstärke des Schnarchens und hat ebenso positive Auswirkungen auf Ihre Gaumenmuskulatur.

Beispielsweise das Singen eines spitzen „Ye“ oder „Ya“ kann schon förderlich für die Gaumenmuskulatur sein. Um die Atemmuskulatur zu trainieren, können Sie die Vokale a,e,i,o,u singen.

Didgeridoo spielen

Noch absurder als das Singen als Anti-Schnarch-Training, ist wahrscheinlich diese Variante. Tatsächlich können Sie Schnarchen aber mindern, wenn Sie regelmäßig auf diesem australischen Musikinstrument spielen. Dadurch werden nämlich Gaumen- und Kehlmuskulatur gestärkt.

Natürlich ist dies eine etwas ausgefallenere Methode, da man einerseits nicht immer ein Didgeridoo zur Hand hat und andererseits dies in einem angemessenem Rahmen spielen kann. Sicher sind nicht all Ihre Nachbarn erfreut darüber, wenn Sie mit solch einem Musikinstrument aufwarten würden.

Sollten Sie aber die Gelegenheit dazu haben, so sollten Sie diese Chance nicht verstreichen lassen.

Workout für den Gaumen

Diese Übungen sollten im Optimalfall regelmäßig vor der Ausführung Ihrer Schlafgewohnheiten durchgeführt werden (Sie sind jedoch auch an jedem anderen Ort und zu jeder anderen Zeit machbar). Mithilfe dieser Übungen können Sie einer eventuellen Erschlaffung Ihrer Gaumen- und Kiefermuskulatur entgegenwirken.

- **Übung 1:**

Nehmen Sie eine Zahnbürste (oder auch einen Kugelschreiber) und klemmen Sie sich diese für zehn Minuten zwischen die Zähne.

Beißen Sie fest zu.

- **Übung 2:**

Pressen Sie die Zunge mit geschlossenem Mund für einige Minuten stark gegen die Zähne Ihres Unterkiefers.

- **Übung 3:**

Drücken Sie Ihren Unterkiefer mit Hilfe Ihrer Hand für eine Minute lang fest nach hinten.

Halten Sie dabei diesem Druck mit den Kiefermuskeln stand.

Wiederholen Sie diese Übung mehrfach.

Mundübungen

Die folgenden Übungen können möglicherweise etwas gewöhnungsbedürftig sein und außerdem auch lustig aussehen. Scheuen Sie sich dennoch nicht davor, da diese dazu beitragen, die Muskeln und das Gewebe im Mund- und Rachenraum zu dehnen und diese zusammenzuziehen. Dies ist außerdem eine gute Vorlage, für eventuell nachfolgende Atemübungen.

Übung 1:

- Öffnen Sie Ihren Mund so weit wie möglich (So, als ob Sie schreien würden). Schließen Sie anschließend den Mund, sodass Ihre Lippen eng verschlossen werden.
- Formen Sie nun einen Kussmund. Halten Sie diesen für zehn Sekunden lang und entspannen Sie danach den Mund.
- Formen Sie dann mit Ihren Lippen Ihr größtmöglichstes Lächeln. Lächeln Sie dabei nur mit den Lippen (also ohne geöffneten Mund).

Halten Sie dies für zehn Sekunden und entspannen Sie die Lippen danach wieder.

- Wiederholen Sie diese Schritte 10-mal nacheinander.

Übung 2:

- Öffnen Sie Ihren Mund weit und verziehen Sie Ihre Lippen. Dabei nicht den Kiefer schließen. Halten Sie diese Position für zehn Sekunden und entspannen Sie sich danach.

- Erzeugen Sie nun ein „Schlürfgeräusch“ (wie, als würden Sie ein Getränk hochziehen). Halten Sie diese Position mit geschlossenen Lippen, bevor Sie sich wieder entspannen.
- Strecken Sie die Zunge gerade heraus. Diese Position halten Sie kurz, ehe Sie sich entspannen. Wiederholen Sie diesen Vorgang mehrmals und versuchen Sie dabei, die Zunge bei jedem Mal weiter herauszustrecken.
- Versuchen Sie anschließend die Mundwinkel mit der Zunge zu erreichen. Halten Sie dabei Ihre Zunge in jeder Ecke für einen Moment, ehe Sie sich wieder entspannen.

Versuchen Sie danach, mit Ihrer Zungenspitze Ihr Kinn zu berühren. Dies wird Ihnen sicherlich kaum gelingen. Es geht bei dieser Übung aber auch vordergründig darum, dass Sie Ihre Zunge so weit es geht strecken.

Nach diesem Versuch entspannen Sie sich wieder. Wiederholen Sie dies mehrmals.

- Strecken Sie wiederholt Ihre Zunge heraus und ziehen Sie diese danach wieder in Ihren Mund zurück. Führen Sie dann Ihre Zunge abwechselnd zum linken und auch zum rechten Mundwinkel.
- Bewegen Sie Ihre Zunge in Kreisen um die Lippen. Achten Sie dabei darauf, dass diese immer in Kontakt mit Ihren Lippen bleibt.

Bewegen Sie Ihre Zunge dafür eine Zeit im Uhrzeigersinn und wechseln Sie dann die Richtung (gegen den Uhrzeigersinn).

Gähnen

So simpel es klingen mag, so ist auch Gähnen eine alltägliche Übung, die gegen das Schnarchen helfen kann.

Sollten Sie gähnen müssen, so versuchen Sie, dies so groß wie möglich zu machen. Müssen Sie nicht gähnen, so ahmen Sie dennoch diese Bewegung mit dem Mund nach. (Manchmal kann dadurch sogar ein echtes Gähnen provoziert werden.)

Beim Gähnen werden nämlich Hals- sowie Nackenmuskulatur von innen gestärkt. Gähnen Sie also mehrmals am Tag bewusst, so trainieren Sie diese Muskeln, um sie im Schlaf angespannt zu halten.

Verschiedene Atemübungen

Neben dem Trainieren der betroffenen Muskelpartien gibt es natürlich auch einige Übungen, die den Atem betreffen.

Übung 1 – Die summende Biene

- Diese Atemtechnik kommt aus dem Yoga und wird auch manchmal mit „Brummen" oder „Brahmari" betitelt.
- Sitzen Sie mit geradem Rücken entweder mit gekreuzten Beinen (Schneidersitz/ Lotussitz) oder auf einem Stuhl.
- Legen Sie die Hände entspannt in den Schoß und schließen Sie Ihre Augen.
- Atmen Sie dann tief ein und erzeugen Sie während des Ausatmens ein summendes Geräusch (ähnlich dem einer Biene).

Dies tun Sie so lang, bis die Lungen vollständig geleert sind.

- Wiederholen Sie diese Übung fünf- bis zehnmal. Dies wird Ihr natürliches Atmen verbessern, sodass das Schnarchen abnehmen kann.

Übung 2 – Der Deergha Swasam

- Auch diese Übung kommt aus dem Yoga-Bereich. Es handelt sich hierbei um eine dreiteilige Atemübung, wobei das Atmen durch drei Teile der Lunge angesprochen wird: Die Brust, das Zwerchfell und das Abdomen (Bereich des Rumpfes zwischen Brustkorb und Becken).
- Füllen Sie beim Einatmen Ihre Lunge vollständig mit Luft. Beginnen Sie dabei mit dem Bauch, gehen über das Zwerchfell und so weiter.

- Halten Sie Ihre Zunge währenddessen gegen Ihren Gaumen gedrückt. Atmen Sie dann langsam wieder aus, diesmal nur in umgekehrter Reihenfolge als beim Einatmen. (Beginn am oberen Teil der Brust und Ende am Bauch)
- So können Sie den Körper an richtiges Atmen, also nicht nur durch Nase und Mund, gewöhnen.

Übung 3 – Der Löwe

- Hierbei können Sie die richtige Atmung trainieren, gleichzeitig aber auch Ihre Kehlmuskulatur stärken.
- Setzen Sie sich auf die Knie und legen Sie dabei Ihre Hände darauf oder wahlweise vor Ihnen auf den Boden.
- Atmen Sie zunächst tief durch Ihre Nase ein. Atmen Sie aus, öffnen Sie den Mund und strecken Sie die Zunge bis zur Kinnspitze (so weit es Ihnen möglich ist) heraus.
- Machen Sie dabei ein „Ah-Geräusch", bis Sie die Luft vollständig ausgeatmet haben.
- Wiederholen Sie dies mehrmals.

Gern können Sie natürlich mehrere der - in diesem Kapitel aufgeführten - Übungen miteinander kombinieren.

Atmen für den Geist

Atmen versorgt jedoch nicht nur den Körper mit lebensnotwendigem Sauerstoff, auch der Geist kann davon profitieren. Natürlich geht dieser anders mit der Luft um, als es der Körper tut, dennoch kann das Atmen auch von Vorteil für Ihre innere Ruhe sein. Erfahren Sie in den nächsten Kapiteln, wie der Atem auch Ihrer Seele gut tun kann.

Urlaub für die Seele

Vielleicht haben Sie schon einmal von dieser Möglichkeit gehört: Entspannung durch Atmung.

Lesen Sie in diesem Kapitel, wie Sie sich durch bestimmte Atemübungen völlig vom Alltag lösen und fallen lassen können.

Abkühlende Atmung

(Auch Sitali Pranayama, Shitali) Sie sorgt für Abkühlung im Körper und wirkt erfrischend. Oftmals heißt es außerdem, dass sie Wut auflöst und dass der Kopf wieder klarer wird.

- Strecken Sie Ihre Zunge heraus und rollen Sie diese zu einem „Strohhalm“ zusammen.
- Atmen Sie nun über den Mund mit einem Zischlaut ein.
- Atmen Sie durch Ihre Nase wieder aus.

Sitkari Pranayama

(Auch Shitkari) Diese Übung soll Schönheit im Gesicht schenken sowie den Körper verjüngen. Außerdem werden normale Bedürfnisse wie Durst, Hunger oder Schlaf reduziert.

Diese Übung unterscheidet sich von der vorherigen, vor allem durch die Haltung der Zunge.

- Rollen Sie Ihre Zunge so, dass Sie Ihren Gaumen berührt.
- Atmen Sie mit einem Zischlaut ein und halten Sie den Atem anschließens so lang an, wie es Ihnen möglich ist.
- Atmen Sie dann durch beide Nasenlöcher wieder aus.

Ujjayi Atmung

(Auch Ujjayi Pranayama, Ozeanisches Atmen, Meeresrauschen-Atem, Reibelaut oder Engeatmung) Diese Atemübung wirkt beruhigend sowie energetisierend. Sie können sich durch diese besser auf den Atem konzentrieren und ihn so vertiefen.

Außerdem bringt sie mehr Sauerstoff in Ihren Körper. Beim Laufen kann diese Übung Seitenstiche verhindern, da durch das Zwerchfelltraining mehr Luft in die Lungen gelangt.

- Atmen Sie bei geschlossenem Mund langsam durch Ihre Nase ein und aus.
- In der Kehle wird die Stimmritze verengt, wodurch ein leises und rauschendes Geräusch erzeugt wird. Der Kehlraum bleibt dabei die ganze Zeit entspannt.
- Es klingt nun, als würde ein „Haa“ beim Atmen gehaucht oder geflüstert werden. Dieses Ein- und Ausatmen erinnert an das sanfte Geräusch von Wellen (daher stammt auch der Name).

Vor allem dieser Ton hilft dabei, dass die Atmung optimal eingestellt werden kann.

Sonnenatmung

(Auch Surya Bheda Pranayama, Surya Bhedana Pranayama) Hierbei verbessert sich die Heilung, Energie, Kraft, Durchsetzungsvermögen sowie innere Wärme. Auch wird der Stoffwechsel aktiviert und die Sonnenenergie im Menschen soll erhöht werden.

- Nehmen Sie eine aufrechte Sitzhaltung ein und schließen Sie die Augen.
- Legen Sie Ihren Daumen der rechten Hand an den rechten Nasenflügel, währendessen Sie Ihren Ring- oder Mittelfinger an den anderen Nasenflügel legen.

Ihre linke Hand ruht locker auf Ihrem linken Oberschenkel.

- Atmen Sie noch einmal bewusst und tief ein und aus.
- Verschließen Sie anschließend das rechte Nasenloch mit dem Daumen. Atmen Sie durch das linke Nasenloch aus.
- Verschließen Sie dann mit Ihrem Ring- oder Mittelfinger das linke Nasenloch. Atmen Sie durch das rechte Nasenloch ein.
- Merken Sie sich dabei: Links ausatmen – Rechts einatmen. Fahren Sie in diesem Rhythmus für fünf bis zehn Minuten fort.

Plavini Pranayama

Mit dieser Übung werden Verdauungs- sowie Tatkraft gesteigert. Außerdem wird die Achtsamkeit erhöht.

- Füllen Sie den Bauch mit Luft. „Trinken" Sie dabei die Luft wie Wasser – Sie schlucken Sie langsam in den Magen.
- Dadurch wird der Magen aufgeblasen, wodurch ein hohler Klang entsteht, wenn man darauf klopft.
- Atmen Sie diese Luft durch Rülpsen wieder aus.

Blasebalg-Atmung

(Auch Bhastrika Pranayama, Agni Prasana) Mit dieser Atemübung wird der Organismus stark angeregt und Lungen sowie Zwerchfell werden beruhigt

(Diese Übung ist in der Regel etwas für Fortgeschrittenere. Machen Sie sich also am besten zunächst mit ein paar anderen Übungen vertraut und führen Sie diese regelmäßig durch, ehe Sie sich dieser zuwenden).

- Atmen Sie schnell und forciert durch die Nase ein und aus.
- Führen Sie dies zu Beginn fünf- bis zehnmal aus.
- Atmen Sie danach noch einmal tief ein und halten Ihren Atem so lang an, wie es für Sie angenehm möglich ist. Danach atmen Sie wieder aus.
- Üben Sie dies drei Runden lang. Atmen Sie dabei im gleichen Tempo sowie mit gleicher Stärke schnell (oder langsam) ein und aus.
- Hierbei hebt und senkt sich Ihre Bauchdecke kraftvoll (ähnlich wie ein Blasebalg). Ihre Lungen werden dadurch willentlich geweitet und verengt. Dies sorgt zur Harmonisierung des Atems.

Gehen Sie mit Geduld und Ruhe an solche Atemübungen heran und kombinieren Sie diese nach Belieben. Trauen Sie sich erst an die etwas fortgeschritteneren Techniken heran, wenn Sie in diesem Bereich etwas erprobter sind.

Bewusst Pausen einlegen

Bewusst zu atmen bedeutet gleichzeitig auch, wissentlich nicht zu atmen. Auch dies ist nämlich ein wichtiger Bestandteil des Konzentrierens auf die Atmung.

Gerade in der heutigen modernen und hektischen Welt ist der Mensch sehr häufig Stresssituationen ausgeliefert.

In diesem Buch wurde bereits beschrieben, dass dies unter anderem auch zur Hyperventilation führen kann (siehe „Auch zu viel Atmen ist nicht gesund“).

Durch bewusst gesetzte Atempausen können Sie dieser Eventualität jedoch vorbeugen und etwas Gutes für Ihre Gesundheit tun.

Auch wenn dies zunächst widersprüchlich klingen mag, so können Sie durch „Nicht-Atmen“ für eine gewisse Anpassung sorgen. Dies führt zu einer besseren Gesundheit sowie höherer Leistungsfähigkeit.

Solche Pausen erzeugen nämlich über diverse Mechanismen eine bessere Sauerstoffnutzung. Auch können Phasen mit weniger Sauerstoff einen wirksamen Organschutz bewirken. Ihre Atmung wird danach besser funktionieren und das Herz-Kreislauf-System kann mehr sauerstoffversorgende Blutzellen in Umlauf bringen. Dadurch wird die Blutbildung angeregt.

Die Folge dessen: mehr Sauerstoff im Gehirn und eine Verbesserung des Gedächtnisses. Auch Ihr Stoffwechsel kann von Atempausen profitieren. Unter anderem kann dadurch das Abnehmen unterstützt werden.

Im Yoga gibt es verschiedene Möglichkeiten für Atempausen:

- Bhaya Kumbhaka

Dies ist das Anhalten des Atems am Ende einer tiefen und bewussten Ausatmung.

- Antara Kumbhaka

Dabei handelt es sich um das Luftanhalten nach der vollständigen Einatmung.

- Kevala Kumbhaka

Bei der dritten Variante atmen Sie bewusst flach, ohne dass Sie dabei Ihren rhythmischen Atemfluss durch das Luftanhalten unterbrechen.

Stellen Sie sich bei dieser Übung des Atemanhaltens Ihren Körper als eine Art Gefäß vor. Er fungiert dabei als ein Raum, in den Sie bewusst Luft und/ oder Energie füllen können. Tatsächlich stammt das Wort „Kumbha" aus dem Sanskrit und bedeutet so viel wie „Topf" oder „Gefäß".

Vor allem die Atempause während eines gefüllten Zustandes der Lunge kann positive Wirkungen auf Körper und Geist hervorrufen. So werden die Organe mit Sauerstoff sowie lebensspendender Energie angereichert. Dies führt zu einer Vitalisierung aller Stoffwechselprozesse im Körper. Muskeln, Verdauung, das Herz-Kreislauf-System sowie das Nervensystem profitieren davon. Außerdem wird so die Aufnahmefähigkeit der Lunge vergrößert, sodass mehr Luft „hinein passt". Auch das Immunsystem kann auf diese Weise nachhaltig gestärkt werden.

Beginnen Sie zunächst damit, das eigene Atmen zu beobachten.

- Setzen Sie sich dafür in eine bequeme Position oder legen Sie sich entspannt hin (Suchen Sie sich dafür einen stillen und ruhigen Ort).
- Beobachten Sie nun Ihren natürlichen Atemrhythmus. Beeinflussen bzw. unterbrechen Sie diesen dabei nicht!
- Nach einiger Zeit werden Sie feststellen, dass Ihr Atem am Ende des Einatmens wie auch nach dem Ausatmen eine kurze Pause einlegt. Danach setzt er wieder in den ganz eigenen Rhythmus ein.
- Haben Sie dies erkannt, haben Sie bereits ein gutes Gefühl für den Atem gefunden.

Dieses Bewusstsein bildet nun die Basis, um die Wirkungen von Atempausen wahrhaftig zu erkennen. Kleiner Tipp für Sie: Für die meisten Menschen ist es leichter, ihren Atem mit gefüllten Lungen, also in eingeatmetem Zustand, anzuhalten.

Wie Sie sich genau an das Kumbhaka bzw. an Atempausen heran wagen, bleibt natürlich Ihnen selbst überlassen. Achten Sie dabei stets darauf, dass Sie sich bei der Durchführung in einer ruhigen Atmosphäre befinden und Sie einen vollen Magen haben.

Verlängern Sie nach jedem Mal die Übung der Atempausen, bleiben Sie aber immer in Ihrem eigenen Tempo. Sie müssen sich dabei wohl fühlen, orientieren Sie sich dementsprechend daran.

Tun Sie sich selbst etwas Gutes!

Wie Sie mittlerweile wissen, beruhigt die Atmung den Geist. Dies bedeutet, dass das Atmen auch Einflüsse auf Verspannungen und das allgemeine Wohlbefinden ausübt.

Sitzen Sie beispielsweise den ganzen Tag am Schreibtisch, so schnüren Sie Ihren Atem förmlich ab. Sie atmen gepresster und fühlen sich insgesamt auchschlechter.

Aber auch andere Anspannungen, Nervosität und Stress sind für das Wohlbefinden nicht zuträglich. Was dagegen helfen kann, sind Atemübungen.

Übung bei Anspannung und Nervosität

- Diese Übung gilt vor allem für den Moment, in dem Sie merken, dass Sie sehr flach atmen.
- Denken Sie bewusst an das Wort „Einatmen“, danach an das Wort „Ausatmen“.
- Halten Sie sich diese beiden Wörter eine Weile lang vor Ihrem inneren Auge, sodass Sie durch diese Fokussierung schließlich an nichts anderes mehr denken können. Die Verbindung zum Atem entsteht so ganz von allein.

- Ziehen Sie nun die Schultern beim Einatmen hoch zu den Ohren. Während des Ausatmens lassen Sie sie wieder herunter sinken.
- Denken Sie beim Einatmen an die Dinge, die Sie nun zu sich holen möchten: Energie, Kraft, usw. Beim Absenken denken Sie daran, was Sie gerne loswerden möchten: Unruhe, Anspannung, usw.

Übungen bei Verspannungen und Verkrampfungen

Die folgenden Übungen helfen Ihnen dabei, Verspannungen und daraus resultierenden Schmerzen aus dem Weg zu gehen. Führen Sie diese am besten mehrmals täglich durch. Vor allem dann, wenn Sie merken, dass die Anspannung (seelisch wie auch körperlich) in Ihnen zunimmt, sollten Sie sich kurz dafür Zeit nehmen.

Übung 1:

- Stehen Sie aufrecht. Ihre Beine stellen Sie dabei ungefähr schulterbreit auseinander auf.
- Die Arme hängen locker seitlich an Ihrem Körper.
- Atmen Sie nun langsam tief ein. Heben Sie dabei die Arme wie in einem großen Kreis nach oben über den Kopf, sodass sich schließlich Ihre Handflächen berühren.
- Atmen Sie anschließend langsam aus. Lassen Sie dabei Ihre Arme wieder nach unten sinken.
- Wiederholen Sie die Übung drei- bis fünfmal. Gehen Sie danach über zu Übung 2.

Übung 2:

- Hier können Sie die Position selbst auswählen: Stehen, Sitzen oder Liegen.
- Legen Sie die Hände über Ihrem Bauchnabel locker übereinander.

- Lassen Sie nun den Atem frei fließen. Spüren Sie die Bewegungen Ihres Atems für ein bis zwei Minuten entspannt nach. Atmen Sie dabei nicht bewusst aus und ein!
- Atmen Sie anschließend in einem sanften „P“ aus. Steigern Sie die Intensität bzw. Stärke dieses „P“s schrittweise beim Ausatmen mittels kleiner Zwischenpausen.

Spüren Sie dabei ganz bewusst, wie sich das Zwerchfell löst und sich die Bauchatmung dadurch vertieft.

Übung 3:

- Wiederholen Sie Übung 2, beginnen Sie jedoch dieses Mal damit, dass Sie die Hände unterhalb Ihres Bauchnabels positionieren.
- Atmen Sie dann auf dem Laut „Sch“ aus. Fangen Sie mit einem langen und sanften „Sch“ an und steigern Sie dies immer weiter bis zu einem kräftigen und kurzen Laut.
- Dadurch können Sie die Atmung im Bauchraum vertiefen und dadurch Muskelverspannungen bis in den Beckenbereich lösen.

Übung 4:

- Setzen oder legen Sie sich bequem hin.
- Legen Sie eine Hand auf die Brust. Die andere platzieren Sie auf Ihrem Bauch.
- Atmen Sie nun tief durch die Nase ein. Achten Sie darauf, dass sich dabei die Hand auf Ihrem Bauch hebt. Die Hand auf der Brust sollte sich gleichzeitig kaum bewegen. Atmen Sie also tief und ruhig in den Bauch ein.

Zählen Sie beim Einatmen gedanklich und langsam bis drei.

- Zählen Sie auf diese Weise beim Ausatmen bis vier. Achten Sie dabei darauf, wie sich Ihre „Bauchhand“ langsam wieder senkt.

- Legen Sie vor dem nächsten Atemzug eine kurze Pause ein und wiederholen Sie danach die Übung für ein paar Minuten.
- (Die Methode, „Easy Breathing“ genannt, hilft einerseits dabei, Verspannungen zu lösen, kann aber auch gleichzeitig Stress abbauen.)

Übung für mehr Lebenskraft

Mit dieser Übung können Sie Lebenskraft wissentlich in Ihren Körper lenken. Dies kann sich vor allem positiv auf ein schwaches Bindegewebe oder auf geschwächte Organe auswirken. Auch bei Schmerzen in Armen oder Beinen oder um Glieder und Muskeln zu kräftigen, können Sie diese Übung ausführen.

- Ziehen Sie den betroffenen Muskel (oder auch mehrere Muskeln) leicht aber mit hoher Konzentration zusammen. Atmen Sie dabei so lange aus, dass Sie innerlich bis 20 zählen können.
- Entspannen Sie die Muskeln anschließend und atmen Sie ruhig ein.
- Wiederholen Sie die Übung sechsmal am Morgen (natürlich ist dies aber auch zu einer anderen Tageszeit möglich).

Übung für starke Nerven

Sie können die folgende Übung vor allem dann durchführen, wenn Sie sich nervös oder auch schwach fühlen.

- Atmen Sie ein. Halten Sie dabei Ihren Atem an.
- Spannen Sie nun Ihren ganzen Körper an (also alle Muskeln gleichzeitig).
- Halten Sie diese Spannung aufrecht. Zählen Sie gedanklich (oder auch leise vor sich hin) bis 20. Konzentrieren Sie sich dabei auf Ihren ganzen Körper.
- Atmen Sie dann aus und werden Sie wieder entspannt.
- Wiederholen Sie die Übung dreimal.

Bringen Sie sich wieder ins Gleichgewicht

Nicht nur Verspannungen und Stress machen dem menschlichen Körper zu schaffen. Auch kann man unter seelischen Einflüssen, wie gewissen Ängsten oder Panik, leiden. Doch auch dabei können Ihnen Atemübungen helfen, diese zu bekämpfen.

Übungen bei Angst und Stress

Diese beiden Zustände verändern die Atemtechnik Ihres Körpers. Wirken Sie diesen daher durch richtige Atemtechniken und bewusstes Atmen gezielt entgegen. Vertrauen und Gelassenheit kommen so von ganz allein wieder.

Übung 1:

- Setzen Sie sich aufrecht und locker hin. Legen Sie eine Hand auf Ihren Bauch, die andere ruht auf der Brust.
- Atmen Sie tief durch Ihre Nase ein. Zählen Sie während des Einatmens langsam gedanklich bis fünf.

Der Bauch soll sich dabei nach vorn wölben. Ihr Brustkorb sollte sich kaum oder gar nicht bewegen.

- Atmen Sie locker und stoßartig durch den Mund fünfmal hintereinander aus. Ihr Bauch sollte dabei wieder flach werden.
- Wiederholen Sie diese Übung fünfmal in vier Sätzen. Diese können Sie am Morgen, am Mittag und auch am Abend durchführen.

Übung 2:

Diese Übung hilft vor allem dabei, Anspannungen im Schulter- und Nackenbereich zu verringern und soll Sie dabei unterstützen, klarer zu denken.

- Stellen Sie sich aufrecht und locker hin. Ihre Arme hängen dabei locker neben Ihrem Körper.
- Atmen Sie ruhig und tief durch die Nase ein. Zählen Sie dabei in Gedanken bis fünf.

- Atmen Sie anschließend locker durch den Mund wieder aus. Zählen Sie dabei gedanklich bis sieben und lassen Sie Ihre Schultern locker. Ziehen Sie sie bewusst nach unten.
- Wiederholen Sie diese Übung zehnmal hintereinander in vier Sätzen. Auch diese können Sie morgens, mittags und abends durchführen.

In Pausenzeiten können Sie zusätzlich Ihre Schultermuskeln dehnen und Ihre Schultern kreisen.

Übung 3:

Bei dieser Übung geht es darum, die Lungen zu reinigen und für einen klaren Kopf zu sorgen. Diese Übung bietet sich besonders für Zwischenzeiten an, im Warteraum, bei der Autofahrt usw.

- Stellen Sie sich aufrecht und entspannt hin.
- Atmen Sie nun viermal hintereinander stoßartig und schnell durch Ihre Nase ein. Ihr Bauch soll sich dabei wölben.
- Atmen Sie anschließend viermal hintereinander stoßartig und schnell durch Ihren Mund wieder aus. Der Bauch soll dabei wieder flach werden.

Wiederholen Sie die Übung drei Minunten hintereinander. Führen Sie sie dreimal täglich durch.

Übungen bei einer Panikattacke

Gerade bei Panikattacken wird die Atmung sehr häufig verkürzt und mangelhaft. Daher können beruhigende Atemübungen in solch einem Fall sehr hilfreich sein.

Übung 1:

- Atmen Sie tiefer ein, als Sie es für gewöhnlich tun.
- Atmen Sie dann direkt wieder aus.

Halten Sie die Luft also nicht an, sondern achten Sie darauf, dass die Atmung eher eine flüssige Bewegung darstellt.

- Halten Sie Ihren Atem nach dem Ausatmen für einige Sekunden lang an. Wenn es Ihnen hilft, können Sie dabei langsam (leise oder in Gedanken) vor sich hin zählen.
- Atmen Sie danach wieder tief ein und atmen Sie in einer ebenso flüssigen Bewegung aus. (So wie am Anfang der Übung.)
- Wiederholen Sie die Übung für ein paar Minuten, bis Ihr Körper wieder zur Ruhe gekommen ist.

Übung 2:

- Atmen Sie gezielt Luft durch Ihre Nase in den Bauch ein.
- Atmen Sie danach über Ihren Mund wieder aus.
- Um die Panik reduzieren zu können, ist es wichtig, dass Sie diese Übung gleichmäßig und langsam ausführen.

Übung 3:

Da eine Panikattacke meistens mit einer Hyperventilation einhergeht, können Sie natürlich auch Atemübungen für solch einen Fall ausführen. (Siehe „Auch zu viel Atmen ist nicht gesund")

Auch hier können Sie daher auf die „Tütenmethode" zurückgreifen: Atmen Sie in eine Tüte, um den Sauerstoffgehalt der Luft, die Sie einatmen, wieder zu senken.

Übungen zur Beruhigung

Eines der wohl klassischsten Beispiele in diesem Bereich ist, dass man dreimal tief durchatmet, bevor man auf etwas Ärgerliches reagiert.

Auch können Sie erhöhtem Blutdruck oder Puls entgegenwirken, wenn Sie erzwungen ruhig atmen. Schließen Sie dabei am besten die Augen, denn so können Sie sich zur Gänze auf die Atmung konzentrieren. Atmen Sie dabei durch die Nase ein und durch den Mund wieder aus.

Übung 1:

- Atmen Sie durch die Nase ein.
- Halten Sie nun die Luft an.
- Atmen Sie mit einem lauten Seufzer wieder aus.
- Achten Sie jedoch immer darauf, dass Sie sich selbst keine Luftnot beschweren, denn dies wäre keineswegs förderlich. Passen Sie diese Übung daher an sich selbst an.

Übung 2:

- Legen Sie sich auf den Boden und stellen Sie Ihre Beine auf. Dabei liegen der untere Teil Ihres Rückens und die Schultern auf dem Boden auf.
- Platzieren Sie Ihre Hände auf den Bauch.
- Nehmen Sie nun bewusst wahr, wie sich Ihre Bauchdecke hebt und wieder senkt.
- Sicher werden Sie schnell bemerken, dass Sie während dieser Atemzüge immer ruhiger werden und sich eine Gleichmäßigkeit in der Atmung einstellt.

Übung 3:

- Setzen Sie sich in den Schneidersitz und bringen Sie sich in eine aufrechte Haltung.

(Möchten Sie diese Übung zwischendurch, beispielsweise in der Mittagspause, durchführen, so ist dies natürlich auch im Bürostuhl machbar.)

- Verschließen Sie nun zunächst das rechte Nasenloch mit Ihrem Daumen. Durch das linke Nasenloch atmen Sie ein. (Diese Vorgehensweise kennen Sie bereits von der „Sonnenatmung“ im Kapitel „Urlaub für die Seele“.)
- Halten Sie nun kurz die Luft an. Verschließen Sie währenddessen Ihr linkes Nasenloch mit Ihrem Ringfinger. Atmen Sie dann durch das rechte Nasenloch aus.
- Wiederholen Sie diese Übung mehrmals hintereinander.
- (Diese Übung ist auch unter dem Namen „Wechselatmung“ bekannt.)

Atmen im Alltag

Sie kennen nun bereits zahlreiche Übungen, die Ihnen bei verschiedenen Angelegenheiten und Beschwerden behilflich sein können. Doch Sie müssen bestimmte Atemübungen nicht nur dann durchführen, wenn irgendein Leiden Sie plagt.

Vielleicht haben Sie sich im Verlauf des Buches bereits selbst schon gefragt: Wie kann man solche Atemübungen in den Alltag einbinden? In den nächsten Kapiteln finden Sie daher einige Übungen, die Sie routiniert und konsequent durchführen können. Außerdem können Sie sich über Übungen für Einschlafhilfen informieren und am Ende eine eigene Auswahl einer gewissen Anzahl von Übungen treffen.

Wie nutzen Sie Sauerstoff - richtig?

Am Anfang des Buches konnten Sie bereits feststellen, welchen Stellenwert die Luft und der darin enthaltene Sauerstoff, der durch den Körper strömt, einnimmt und welche Auswirkungen das Atmen auf Körper und Geist haben. Nun können Sie auch die „Qualität" Ihrer eigenen Atmung messen. Auch auf diese Werte können Sie sich bei der Auswahl von Atemübungen stützen.

Es handelt sich dabei um einen Selbsttest, der die Sauerstoffversorgung des Körpers und der Organe sowie des Gehirns feststellen soll: der CP-Test.

Hinweise vor der Durchführung:

- Führen Sie den Test nicht unter Stress durch, denn Ihre Atmung sollte nicht beeinträchtigt werden. Auch sollten Sie darauf achten, dass allein durch die Testdürchführung kein Stress verursacht wird (beispielsweise wenn Sie sich selbst zu sehr unter Druck setzen).
- Sie sollten nach dem Test genauso ruhig weiter atmen können, wie Sie es vor dem Test bereits getan haben.

- Achtung: Bei manchen Menschen mit Herzkrankheiten, Migräne oder auch Panikattacken können einige Minuten nach dem Test negative Symptome auftreten. Sollte dies der Fall sein, sollten Sie diesen Test vorerst nicht noch einmal durchführen!
- Bei manchen Personen können bei diesem Test extrem hohe Ergebnisse erzielt werden. Dies gilt meistens für Menschen, auf die folgende Fälle zutreffen: entfernte Karotisdrüse, erfahrene Nahtoderlebnisse, Denervation/Entnervung der Atemmuskulatur und/oder schwere Schlafapnoe.

So führen Sie den Test durch:

- (Bevor Sie mit der hier beschriebenen Durchführung beginnen, lesen Sie diese bitte zunächst einfach nur durch bevor Sie mit der Durchführung beginnen.)
- Setzen Sie sich für ungefähr fünf bis sieben Minuten hin.

Entspannen Sie dabei alle Muskeln (also auch die Atemmuskulatur).

- Dies führt zu einem spontanen und natürlichem Ausatmer.
- Ist dieser erfolgt, so halten Sie sich anschließend die Nase zu und zählen Ihre CP („control pause“ = eine kontrollierte Pause oder auch „BHT“ = breath holding time, Zeit des Luftanhaltens) in Sekunden.

Halten Sie sich so lang die Nase zu, bis Sie zum ersten Mal deutlich den Wunsch verspüren, atmen zu wollen.

Hinweise zur Durchführung:

- Dieser Wunsch kann mit einem unfreiwilligen Stoß bzw. einer Bewegung und/oder mit einer Schluckbewegung begleitet werden. Dies können Sie vermeiden, indem Sie kurz vorher wieder mit dem Atmen beginnen. So lässt sich Ihr ursprünglicher Atemrhythmus nämlich ohne Probleme wieder aufnehmen, ohne dass es zu Stößen oder Schluckbewegungen kommt.

- Halten Sie den Atem nicht zu lange an! Dies ist der Fall, wenn Sie am Ende dieses Tests den Mund öffnen oder nach Luft ringen müssen.

Führen Sie den Test (nachdem Sie diesen samt Hinweise durchgelesen haben) durch.

Notieren Sie Ihr Ergebnis: ______ Sekunden.

Im Durchschnitt dauert es bei einer gesunden Person 40 Sekunden, bis der Wunsch nach Atmung wieder aufkommt. Folgende Beziehungen konnten zwischen CP und Gesundheitszustand festgestellt werden:

- **1 bis 10 Sekunden**

Schwer kranke oder sogar kritisch- oder sterbenskranke Menschen. Diese sind meist hospitalisiert.

- **10 bis 20 Sekunden**

Kranke Menschen mit Beschwerden. Meist stehen diese unter täglicher Medikation.

- **20 bis 30 Sekunden**

Menschen mit durchschnittlicher Gesundheit und in der Regel ohne schwerwiegende chronische Probleme.

- **40 bis 60 Sekunden**

Menschen mit sehr guter Gesundheit.

- **Mehr als 60 Sekunden**

Menschen mit idealer Gesundheit. Chronische Probleme sind dabei so gut wie ausgeschlossen.

- Anmerkung: Sollten Sie weniger als 20 Sekunden erreicht haben, aber dennoch nicht unter chronischen Krankheiten leiden, so zählen Sie zu den Menschen, die „gute Gene“ (keine genetische ausgeprägte Empfindlichkeit für chronische Krankheiten) haben. Schlechte Sauerstoffversorgung kann negative Folgen für Ihre Gesundheit, Fitness sowie Lebensqualität haben.

Was bedeutet Ihr Testergebnis nun für das automatisierte Atmen? Es wurde festgestellt, dass Menschen mit Erkrankung schwer atmen. Je mehr Sie daher atmen, desto niedriger ist Ihr Sauerstoffgehalt im Körper.

- Sie haben etwa **40 Sekunden** im Test erreicht.

Ihre Atmung ist normal.

- Sie haben etwa **20 Sekunden** im Test erreicht.

Sie atmen gewissermaßen für zwei Menschen, denn dies ist doppelt so viel wie die medizinische Norm.

- Sie haben etwa **10 Sekunden (oder weniger)** im Test erreicht.

Sie atmen mindestens für vier Leute, also zu viel.

Folgende Dinge gelten für Sie, wenn Ihr **Körper-Sauerstoff unter 30 Sekunden** lag:

- Gute Körperhaltung ist selten bis schwierig
- Ihre Verlangen nach Kaffee, Zucker oder Junkfood ist recht präsent.
- Oftmals benötigen Sie mehr als sieben Stunden Schlaf. Dieser ist dabei meist von schlechter Qualität.
- Die Lust auf Sport bzw. Bewegung ist nicht stark ausgeprägt, aber dennoch möglich.
- Ihr Energielevel ist eher mittel bis sehr niedrig vertreten.
- Intensive Übungen, die Nasenatmung beinhalten, ist für Sie recht schwer, teilweise sogar unmöglich.

Folgende Dinge gelten für Sie, wenn Ihr **Körper-Sauerstoff über 50 Sekunden** lag:

- Eine gute Körperhaltung geschieht oftmals natürlich und automatisch.

- Sie haben eher selten das Verlangen nach Kaffee, Zucker oder auch Junkfood.
- Sie haben Freude am Leben und Ihr Verlangen nach neuen Erfahrungen ist groß.
- Sie besitzen ein recht hohes Energielevel.
- Intensive Übungen, die Nasenatmung beinhalten, gelingen Ihnen einfach und mühelos.

Durch weniger atmen, erhöhen Sie auf natürliche Weise die Sauerstoffversorgung in den Körperzellen.

Morgendliche Übungen

Wie man am Morgen nach dem Aufwachen den Tag begrüßt, kann entscheidend für den gesamten Tagesverlauf werden. Schenken Sie daher bereits zu dieser frühen Stunde Ihrem Atem Aufmerksamkeit.

Beginnen Sie bereits damit, dass Sie sich im Bett ausgiebig strecken und gähnen. So können Sie die Müdigkeit schneller und besser vertreiben.

Wenn Sie die Möglichkeit dazu haben, sollten Sie vor geöffnetem Fenster bewusst und tief ein- und ausatmen. Alternativ können Sie auch einen kurzen Morgenspaziergang machen.

Anschließend können Sie zu ein paar Atemübungen übergehen. Führen Sie diese im Optimalfall auf nüchternen Magen durch.

Übung 1:

- Stellen Sie sich aufrecht und bequem hin. Die Füße stehen ungefähr hüftbreit auseinander.
- Atmen Sie zunächst 3 - 4 mal mittels des Bauches ein- und aus.
- Der Bauch ist hierbei Ihr inneres Energiezentrum, aus dem Sie Kraft und Wärme schöpfen können.

Übung 2:

- Stellen Sie sich auch hierbei aufrecht und bequem hin, wobei Ihre Füße etwa hüftbreit auseinander stehen.
- Atmen Sie am Anfang tief ein.
- Atmen Sie anschließend durch den Mund nach unten aus. Begleiten Sie dabei diese Ausatembewegung dadurch, dass Sie sanft in die Knie gehen und Ihre Hände diese abstützen. Verlagern Sie das Gewicht dabei bewusst auf Ihre Hände und Füße.

Ziehen Sie den Bauch währenddessen ein.

- Halten Sie nun die Luft so lange wie möglich an. (Auch hier gilt wieder: Nicht überanstrengen!)
- Wölben Sie dann Ihren Bauch wieder nach vorn und atmen Sie dabei tief ein. Richten Sie sich wieder auf.
- Atmen Sie einmal normal aus.
- Wiederholen Sie die Übung dreimal.

Übung 3:

- Atmen Sie tief ein.
- Atmen Sie anschließend (ähnlich wie bei Übung 2) durch den Mund nach unten aus. Begleiten Sie dabei diese Ausatembewegung dadurch, dass Sie sanft in die Knie gehen und Ihre Hände diese abstützen. Verlagern Sie das Gewicht dabei bewusst auf Ihre Hände und Füße.

Ziehen Sie den Bauch währenddessen ein.

- Halten Sie die Luft an und wölben Sie Ihren Bauch nun abwechselnd vor und zurück. Dies geschieht bei leerer Lunge.
- Spüren Sie den Impuls zum Einatmen, wölben Sie Ihren Bauch wieder nach vorn und richten sich auf.

Atmen Sie ein paar Mal normal ein und aus.

- Wiederholen Sie diese Übung dreimal.

Übung 4:

- Stehen Sie aufrecht und bequem.
- Atmen Sie tief und vollständig ein und aus.
- Halten Sie nun die Luft an und beginnen Sie, mit den Fingerspitzen Ihren Brustkorb zu massieren (auch seitlich). Alternativ können Sie diesen auch sanft mit den Fingerspitzen abklopfen.
- Schürzen Sie anschließend die Lippen. Atmen Sie stoßweise mit dem Mund nach unten aus. Begeben Sie sich dabei wieder in die Knie wie bei Übung 2 und 3.

Ziehen Sie den Bauch währenddessen ein.

- Halten Sie wieder so lang die Luft an, bis Sie den Impuls zum Einatmen verspüren. Atmen Sie dann wieder ein und richten Sie sich auf.
- Atmen Sie ein paar Mal normal und wiederholen Sie diese Übung anschließend etwa dreimal.

Sind Sie bei der dritten Wiederholung angelangt, so nehmen Sie anstelle der Fingerspitzen Ihre Fäuste. Trommeln Sie dann mit diesen sanft über Ihren Brustkorb.

Übung 5:

- Stellen Sie sich wieder aufrecht und bequem hin, die Füße hüftbreit auseinander und genau parallel.
- Atmen Sie einmal tief vollständig ein und aus. Verschränken Sie nun die Finger Ihrer Hände miteinander, sodass Sie eine lange Fläche bilden.

Legen Sie diese „Fläche“ mit den Handrücken nach unten anschließend an Ihren Bauch, unterhalb des Bauchnabels.

- Atmen Sie ein und lösen Sie dabei Ihre Hände voneinander, um die Arme in einem großen Bogen von unten nach oben zur Seite zu nehmen.
- Falten Sie die Hände mit ausgestreckten Armen über dem Kopf zusammen und halten Sie die Luft an.
- Biegen Sie nun Ihren Oberkörper samt Armen jeweils leicht nach links und nach rechts.
- Kehren Sie anschließend zur Mitte zurück und lösen Sie die Hände voneinander.
- Atmen Sie aus, während Sie die Arme in einem Bogen wieder nach unten bewegen. Geben Sie Ihre Hände wieder in die Ausgangsposition unterhalb des Bauchnabels.
- Wiederholen Sie diesen Vorgang (ab Punkt 3) etwa vier- bis fünfmal.

Übung 6:

- Stehen Sie auch hier bequem und aufrecht.
- Legen Sie die Hände auf die Brust. Spüren Sie so bewusst, wie sich diese beim Einatmen hebt.
- Lassen Sie die Brust beim Ausatmen wieder bewusst zurückkommen. Währenddessen ziehen sich Ihre Lungenflügel zusammen und entfalten sich.
- Warten Sie kurz und nach eigenem Ermessen, bevor Sie wieder mit dem bewussten Einatmen-Impuls beginnen und diesen mit Ihren Händen erfühlen.
- Wiederholen Sie diesen Vorgang nach Belieben.

Diese Übungen sollen Ihnen vor allem dabei helfen, Energie und Kraft zu schöpfen und Sie zu aktivieren. Wenn Sie mehrere der hier aufgeführten Übungen ausführen, so lassen Sie immer eine kurze Pause zwischen diesen, in der Sie ganz normal und natürlich atmen und sich vollkommen entspannen.

Abendliche Übungen

Gerade am Abend, wenn man müde von der Arbeit heimkommt, ist es wichtig, abzuschalten und sich zu entspannen. Auch hierbei können Sie wieder auf Atemübungen zurückgreifen.

Daher können Sie sich unter anderem an bereits aufgeführten Übungen aus dem Kapitel „Urlaub für die Seele“ bedienen. Aber auch in diesem Kapitel können Sie weitere Übungen finden, die Sie in Ihre abendliche Routine einfließen lassen können.

Den Zeitpunkt dafür können Sie selbst frei wählen. Vielleicht möchten Sie diese gleich nach dem Heimkommen durchführen oder aber Sie wollen sich erst Entspannung gönnen, nachdem Sie die häuslichen Aufgaben erledigt haben.

Übung 1:

Diese Übung dient dazu, dass Sie langsamer atmen und sich Ihr Blutdruck senkt. Dadurch schaltet der Körper in den „Erholungsmodus“ um.

- Setzen oder legen Sie sich entspannt hin. Ihre Hände platzieren Sie auf den Bauch.
- Atmen Sie durch die Nase ein. Zählen Sie dabei langsam (gedanklich oder leise) bis vier.
- Halten Sie die Luft an. Zählen Sie bis sechs.
- Atmen Sie danach aus. Zählen Sie währenddessen langsam bis acht.
- Wiederholen Sie diese Übung vier- bis fünfmal.

Übung 2:

Diese Übung konzentriert sich auf gleichmäßiges und rhythmisches Atmen. Auch dies hilft Ihnen dabei, sich von einem anstrengenden Tag zu erholen.

- Atmen Sie bei dieser Übung stets durch die Nase ein und durch den Mund wieder aus.

- Zählen Sie, während Sie ein- und ausatmen. Atmen Sie zum Beispiel fünf Sekunden lang ein und dementsprechend fünf Sekunden lang aus.
- Es hilft, wenn Sie sich beim Einatmen vorstellen, dass Sie einen angenehmen Duft aufnehmen würden.

Legen Sie dabei Ihre Hände auf den Bauch, um die Atmung bewusst wahrzunehmen.

- Hören Sie außerdem Ihrem Atem zu.
- Versuchen Sie, sich von Durchführung zu Durchführung zu steigern. Achten Sie jedoch auch hier darauf, dass Sie sich nicht überanstrengen, Sie müssen keine Rekorde aufstellen!

Übung 3:

- Atmen Sie ungefähr doppelt so lang aus, wie Sie einatmen. Wenn Sie also zum Beispiel für fünf Sekunden einatmen, so versuchen Sie im Anschluss zehn Sekunden lang auszuatmen.
- Atmen Sie dabei ganz bewusst langsam aus, denn dies hat eine entspannende Wirkung.

Übung 4:

- Begeben Sie sich in eine bequeme Sitz- oder Liegeposition.
- Atmen Sie langsam ein und spannen Sie dabei so viele Muskeln an wie möglich.
- Halten Sie anschließend kurz die Luft an.
- Atmen Sie dann langsam aus und entspannen die Muskeln wieder.
- Führen Sie diesen Vorgang ungefähr fünfmal durch.
- Haben Sie dies getan, bleiben Sie noch für etwa ein bis zwei Minuten ganz ruhig sitzen oder liegen und schließen die Augen. Versuchen Sie, die Wärme im Körper zu spüren.

- Denken Sie dabei an etwas Schönes: Erinnerungen, Orte, Gegenstände, Musik, usw.

Atmen Sie währenddessen ganz ruhig weiter. Achten Sie dabei nicht bewusst auf Ihre Atmung.

- Haben Sie das Gefühl, dass Sie „fertig“ sind, so strecken Sie sich langsam und ausgiebig. Gähnen Sie auch gern richtig, denn dies belebt den Geist.

Natürlich können Sie am Abend nicht nur das Bedürfnis nach Entspannung verspüren. Sie finden nun ein paar Übungen, die Ihrer Fitness zuträglich sind und unter dem Begriff Atemgymnastik zusammengefasst werden können.

Übung 5:

- Legen Sie sich auf den Rücken, die Beine sind locker aufgestellt.
- Lassen Sie nun Ihre Beine so weit es geht (schmerzfrei) zur rechten Seite hin kippen.
- Legen Sie anschließend den linken Arm neben Ihrem Kopf ab (der Arm ist ausgestreckt).

Der rechte Arm ruht entspannt über dem Bauch. Die rechte Hand liegt dabei an der linken Hüfte.

- Bringen Sie die rechte Seite Ihres Oberkörpers in eine C-Form.
- Dehnen Sie nun beim Einatmen den linken Arm weiter nach oben aus, so als wäre er die Verlängerung Ihres Körpers. Lösen Sie diese Spannung leicht beim Ausatmen.
- Wiederholen Sie diesen Vorgang fünfmal und wechseln Sie danach die Seite.

Übung 6:

- Nehmen Sie auf einem Hocker oder Stuhl (ohne Lehne!) Platz. Lassen Sie Ihre Arme neben Ihrem Körper locker herunter hängen.

- Drehen Sie beim Einatmen die Handflächen nach außen. Ziehen Sie zeitgleich die Arme ein wenig hinter Ihren Körper und Ihre Schulterblätter zusammen. Es entsteht eine aufrechte Körperhaltung.
- Führen Sie diesen Vorgang beim Ausatmen genau umgekehrt aus: Die Handrücken werden wieder nach vorn gedreht, die Arme werden nach vorn gebracht und der Rücken etwas gerundet.
- Atmen Sie bei dieser Übung stets bewusst ein- und aus und achten Sie darauf, dass die Bewegungen möglichst langsam ausgeführt werden.
- Wiederholen Sie die gesamte Übung etwa fünfzehnmal.

Schlafen Sie gut...?

Nachdem Sie nun in den beiden vergangenen Kapiteln morgendliche sowie abendliche Übungen vorgefunden haben, soll natürlich auch das Schlafen nicht zu kurz kommen. Denn auch dabei können Atemübungen behilflich sein, sollten Sie einmal nicht sofort den Weg ins Reich der Träume finden.

Dabei sollen diese Übungen ganz gezielt dazu beitragen, den Einschlafvorgang einzuleiten bzw. zu unterstützen. Achten Sie darauf, dass Sie eine Übung auswählen, bei der Sie sich wohlfühlen und von der Sie wissen, dass Sie diese auch durchführen können.

Übung 1:

Diese wird auch die 4-7-8-Technik genannt und wirkt vor allem gegen Nervosität, Panikattacken, Bluthochdruck und Schlafschwierigkeiten.

- Wählen Sie zunächst selbst aus, ob Sie lieber stehen, sitzen oder liegen möchten.
- Legen Sie zunächst die Zunge locker an Ihren Gaumen (also direkt hinter Ihre Schneidezähne).
- Atmen Sie hörbar sowie vollständig durch Ihren Mund aus.

- Schließen Sie Ihren Mund und atmen Sie durch die Nase langsam ein. Zählen Sie dabei gedanklich bis vier.
- Halten Sie nun den Atem an und zählen Sie bis sieben.
- Atmen Sie danach wieder hörbar durch den Mund aus. Zählen Sie dabei in Gedanken bis acht.
- Wiederholen Sie diese Übung etwa viermal. Nach einigen Wochen können Sie dies auf acht Wiederholungen erhöhen.

Übung 2:

Auch diese Übung entspannt, denn durch sie können Sie Stress abbauen.

- Legen Sie sich auf den Rücken. Ihre Beine liegen locker, gerade und hüftbreit. Die Füße lassen Sie locker zur Seite fallen.

Platzieren Sie die Arme neben dem Körper, wobei Ihre Handflächen nach oben zeigen.

- Schließen Sie nun die Augen und versuchen Sie, sich zu entspannen.
- Atmen Sie langsam ein. Zählen Sie dabei gedanklich bis vier.
- Atmen Sie ebenso langsam wieder aus. Zählen Sie auch dabei in Gedanken bis vier.
- Wiederholen Sie diesen Vorgang fünfmal.
- Atmen Sie danach langsam ein, zählen Sie dabei jedoch nun gedanklich bis fünf.
- Atmen Sie wieder aus und zählen noch einmal in Gedanken bis fünf.
- Wiederholen Sie diesen Vorgang ebenfalls fünfmal.
- (Hinweis: Sollte es Ihnen am Anfang nicht gelingen, in einem Atemzug bis vier zu zählen, so können Sie auch mit der Zahl drei starten und sich langsam steigern. Gelingt Ihnen die Übung nach einiger Zeit besser, so können Sie sich auf sechs, sieben, usw. steigern. Dabei wiederholen Sie dies jeweils immer fünfmal.)

Übung 3:

Bei dieser Übung wenden Sie bewusstes Atmen in Kombination mit einer Zähltechnik an. Solche Atemübungen funktionieren beim Einschlafen vor allem deshalb so gut, da Sie sich damit auf etwas anderes konzentrieren. So vergessen Sie den Alltag oder andere Dinge, die Sie wach halten und lenken Ihr Bewusstsein ausschließlich auf Ihre Atmung.

- Zählen Sie Ihre Atemzüge. Eine Zahl steht dabei jeweils für das Ein- und für das Ausatmen.
- Zählen Sie bis 9. Beginnen Sie danach von vorn und stellen Sie sich dabei jede Zahl ganz deutlich (vor Ihrem inneren Auge) vor.
- Sie können diese Übung variieren, indem Sie die Atemzüge von 23 an rückwärts zählen.

Übung 4:

Diese Atemübung weist einige Inhalte aus dem Bereich der Meditation auf. Auch diese kann entspannend zu einem besseren Schlaferlebnis führen.

- Atmen Sie einfach und entspannt und beobachten Sie, was passiert. Achten Sie darauf, wie die Luft durch Ihre Lungen strömt, in den Körper „eintritt“ und wieder hinausgleitet.
- Machen Sie sich bewusst, dass dieses Atmen immer stattfindet und dass dies das Mittel ist, was Sie mit der Welt verbindet.
- Machen Sie sich etwaige auftauchende Gedanken bewusst, bewerten Sie diese jedoch nicht. Lenken Sie Ihre Aufmerksamkeit wieder zurück auf Ihren Atemvorgang.
- Wahlweise können Sie die Hände auf Ihrem Bauch platzieren. Dadurch können Sie noch besser das Heben und Senken des Bauches und damit Ihren Atem „erfühlen“. Wenn Sie möchten, können Sie jetzt Ihre Atemzüge zählen.
- Horchen Sie nun in Ihren Körper hinein. Spüren Sie genau, wie sich Ihr Brustkorb hebt und wieder senkt, wie sich Ihr Puls verlangsamt und wie die Luft aus Ihrer Nase strömt. Konzentrieren Sie sich nur darauf. Halten Sie dabei Ihre Augen stets geschlossen.

Sie haben die Wahl!

Nun haben Sie bereits das letzte Kapitel dieses Buches erreicht und kennen zahlreiche Atemübungen, die Ihnen bei den verschiedensten Belangen behilflich sein können. Zum Abschluss finden Sie nun noch diverse Atemübungen zu unterschiedlichen Bereichen, die Sie selbst wählen und miteinander kombinieren können.

Übungen für eine kraftvolle und sichere Stimme

Probleme mit der Stimme haben ihre Ursache meist darin, dass der Atem nicht „frei fließen" kann, vor allem dann nicht, wenn man unter Druck steht. Es kommt zu Verkrampfungen, Anspannungen und schließlich zur Blockade im Bauchbereich. Dadurch hat die Atemluft weniger Raum, wodurch keine Kraft in der Stimme aufgebaut werden kann.

Vor allem die Nervosität in solchen Situationen sollte bekämpft werden, denn dies ist meist schon die halbe Miete. Die folgenden Übungen sollen vor allem dafür sorgen, dass wieder eine kraftvolle und freie Atmung entstehen kann.

Die folgenden Übungen sind besonders für Momente geeignet, in denen die normale Atmung durch Anspannung, Nervosität, usw. blockiert wird. Führen Sie diese daher beispielsweise kurz vor einem Auftritt oder anderen wichtigen Ereignissen durch, bei denen Sie eine kräftige und klare Stimme benötigen.

Übung 1:

- Stellen Sie sich folgendes Bild vor: Beim Einatmen wird Ihr Bauch ziemlich groß, so wie ein riesiger Ballon. Demonstrieren Sie dies, indem Sie die Hände unterstützend hinzunehmen: Diese liegen am Anfang auf dem Bauch.

Atmen Sie dann ein und zeigen Sie mittels Armen und Händen, wie sich der Körper mit Luft füllt. (Der „Ballon“ dehnt sich aus.)

- Wenn Sie ausatmen, gehen Ihre Hände wieder zurück in die Ausgangsposition. (Der „Ballon“ wird wieder schlaff.)
- Atmen Sie nun mehrmals hintereinander ruhig ein und aus. Konzentrieren Sie sich dabei immer auf das Bild des Ballons. (Er dehnt sich aus und schrumpft anschließend wieder.)
- Führen Sie diese Übung stets in Ihrem ganz eigenen Tempo durch und finden Sie Ihren persönlichen Rhythmus.

Übung 2:

- Nehmen Sie beim Einatmen Ihre Hände über den Kopf.
- Atmen Sie aus, schütteln Sie dabei Ihre Arme durch kraftvolle Bewegungen aus und sagen Sie laut: „Ha-Ha-Ha“ (So lange, bis Ihnen die Luft ausgeht).
- Atmen Sie dann ruhig ein. Nehmen Sie währenddessen die Hände wieder nach oben über Ihren Kopf.
- Wiederholen Sie die Übung mehrmals.
- (Ein schöner Nebeneffekt dieser Übung: Sie bringt Sie zum Lächeln. Dies wirkt sich immer positiv auf Ihre Psyche aus, wodurch Sie auch auf diesem Wege gegen Anspannung vorgehen können.)

Übung 3:

- Gähnen Sie ausgiebig und herzhaft.
- Achten Sie dabei auf den Bauchraum und fühlen Sie, wie dieser sich weitet und wie das Zwerchfell dadurch aktiviert wird.
- Durch das Gähnen trainieren Sie neben der Atmung gleichzeitig Ihre Sprechwerkzeuge. Der Mundraum wird nämlich geweitet, was dazu führt, dass Sie deutlicher artikulieren und auch lockerer sprechen können.

Übungen bei Schwangerschaft und Geburt

Viele werdende Mütter besuchen während der Schwangerschaft Geburtsvorbereitungskurse. Dabei werden ihnen unter anderem auch bestimmte Atemtechniken und -übungen gezeigt, die vom Wehenschmerz während der Geburt ablenken und gleichzeitig die Sauerstoffversorgung für das ungeborene Kind sichern sollen.

Da sich solche Kurse viel intensiver und ausführlicher mit diesem Thema beschäftigen, sind in diesem Buch nur ein paar einzelne Atemübungen aufgeführt. Diese ersetzen jedoch keinesfalls die sorgfältige Betreuung und Erklärungen eines solchen Vorbereitungskurses!

Übung 1:

- Eine der wichtigsten Übungen ist das regelmäßige und tiefe Einatmen durch die Nase (Geraten Sie nicht in Panik und beginnen Sie keinesfalls mit einer Schnappatmung!).
- Atmen Sie nur während des Einatmens durch die Nase ein. Atmen Sie durch locker aufeinander liegende Lippen wieder aus.
- Da dies während des Moments der Geburt teilweise schwierig sein kann, können Sie versuchen, durch ein gesprochenes „A“ oder auch „Ja“ Ihre Ausatmung zu kontrollieren.

Übung 2:

- Versuchen Sie möglichst regelmäßig und konzentriert zu atmen. Halten Sie dabei nicht zwischendurch die Luft an!
- Wenn während einer Presswehe die Luft kurz angehalten werden muss, so sollten Sie dennoch versuchen, wieder schnell in einen regelmäßigen Atemrhythmus zu kommen.
- Üben Sie daher das regelmäßige Atmen vorher ausgiebig.

Übung 3:

- Beim Ausatmen können Sie die sogenannte „Eisenbahn-Übung“ anwenden. Sie atmen dabei auf ein „tsch-tsch-tsch“ aus, damit Sie den einsetzenden Pressdrang unterdrücken können.
- Auch kann die „Hundehechel-Übung“ durchgeführt werden. Wie es der Name bereits verrät, hechelt man dabei wie ein Hund, damit der Druck reduziert werden kann und die werdende Mutter selbst nicht mitpresst.

Übungen für das Apnoe-Tauchen

Wer über einen längeren Zeitraum ohne Beatmungsgerät unter Wasser sein möchte, übt sich meist im Apnoe-Tauchen. Beachten Sie dabei jedoch vorher immer folgendes:

- Führen Sie Apnoe-Tauchen niemals allein durch, denn egal wie geübt Sie sein mögen, es kann immer etwas Unvorhersehbares passieren!
- Begehen Sie nicht den gröbsten Fehler und atmen Sie zu flach und damit falsch.
- Wie auch bei den Übungen bei Schwangerschaft und Geburt, ersetzen die hier aufgeführten Übungen natürlich keinesfalls eine ausführliche Einführung (im Optimalfall in einem Kurs) in das Gebiet des Apnoe-Tauchens.

Die hier aufgeführten Übungen dienen vor allem dazu, Ihnen einen gewissen Vorgeschmack und auch ein wenig Vorbereitung auf diesen Bereich zu geben.

Übung 1:

- Stärken Sie vor allem zunächst Ihr Bauchgefühl und Ihre Bauchatmung.
- Legen Sie sich dazu flach und entspannt hin, wobei alle Muskeln locker sind.
- Konzentrieren Sie sich nun auf Ihre Atmung. Nehmen Sie wahlweise Ihre Hände auf den Bauch.

Atmen Sie gegen Ihre Hände.

- Wiederholen Sie dies sieben- bis zehnmal.

Übung 2:

- Legen Sie die Hände locker an Ihre Seiten. Spüren Sie dabei die unteren Rippenbögen. Atmen Sie nun ruhig ein und aus.

Dies ist die sogenannte „Flankenatmung“, die dazu beiträgt, Ihr Atemvolumen zu verbessern und Sie gleichzeitig zu entspannen.

- Dieselbe Wirkung kann die „Schlüsselbeinatmung“ erreichen.

Überkreuzen Sie dazu Ihre Arme und legen Sie Ihre Hände auf das jeweils gegenüberliegende Schlüsselbein. Atmen Sie auch hier nun ruhig ein und aus.

Übung 3:

- So simpel es klingt, aber üben Sie vorher das Luftanhalten.
- Dafür können Sie sich eine gemütliche Unterlage suchen. Führen Sie darauf drei- bis viermal eine volle Atmung durch und halten Sie dann die Luft an.

Um Ihren Fortschritt sichtbar zu machen, können Sie dabei die Zeit stoppen.

Übungen im Büro

Wenn Sie viel Zeit im Büro oder in einer ähnlichen Situation verbringen, so können Ihnen Atemübungen dabei helfen, ruhig, entspannt und wach zu bleiben.

Übung 1:

- Setzen Sie sich aufrecht hin. Drücken Sie dabei den Oberkörper gegen die Lehne Ihres Stuhls.
- Atmen Sie ein und führen Sie währenddessen Ihre Arme seitlich nach oben.

- Senken Sie die Arme anschließend wieder und atmen Sie dabei gleichmäßig und langsam aus.
- Legen Sie Ihre Arme auf Ihren Bauch. Warten Sie so ab, bis Sie den nächsten Impuls zur Einatmung verspüren.
- Wiederholen Sie die Übung einige Male.

Übung 2:

- Sitzen Sie aufrecht in Ihrem Stuhl. Ihre Beine sollten dabei schulterbreit und im 90-Grad-Winkel stehen.
- Lehnen Sie den Rücken an Ihre Stuhllehne an. Sollte Ihre Sitzgelegenheit Armlehnen aufweisen, so können Sie Ihre Arme auf diesen ablegen (Wenn nicht, legen Sie sie einfach in den Schoß).
- Atmen Sie bewusst durch Ihre Nase ein und durch die Lippenbremse (siehe Kapitel „Hilfe bei Atemwegserkrankungen“) aus.

Nach all diesen zahlreichen Übungen haben Sie nun einen Überblick über die Möglichkeiten Ihres Atems erlangt. Vergessen Sie nie die Bedeutung der Luft, die zu jedem Zeitpunkt Ihren Körper betritt und auch wieder verlässt.

Sie werden feststellen, dass „richtiges Atmen“ viele Situationen erleichtert und Ihnen bei einigen Problemen eine helfende Stütze ist. Hören Sie daher nie auf, Ihren Atem bewusst wahrzunehmen und auch anzuwenden.

Werden Sie auch nicht müde, sich immer mehr Wissen über dieses Gebiet anzueignen, denn es wird nicht zu Ihrem Schaden sein.

Alles Gute für Sie auf diesem Wege. Atmen Sie sich glücklich!

Ihre Kristin Berger-Loewenstein

Die Top Bestseller im Überblick!

EMOTIONALE INTELLIGENZ
Gefühle verstehen

Wie Sie mit Hilfe effektiver Methoden Gelassenheit lernen, Stress bewältigen, Menschen lesen und Schritt für Schritt Ihre Beziehung verbessern

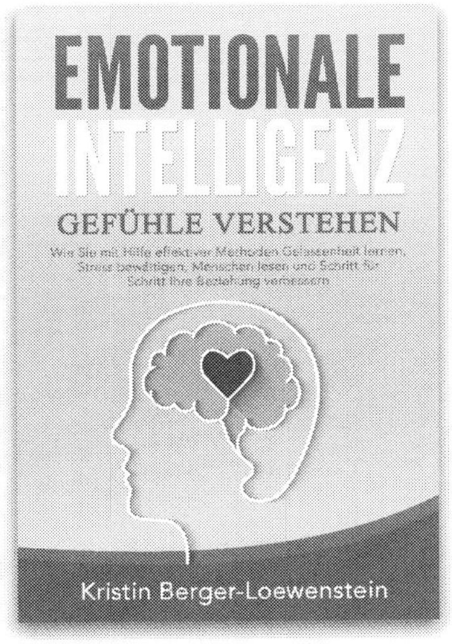

„Öffnet einem die Augen, Dinge anders zu betrachten und zu handeln."

– Amazon Kunde

Wer heutzutage erfolgreich sein will, muss seine Emotionen verstehen und die Macht der emotionalen Intelligenz für sich beherrschen!

Dieser Ratgeber behandelt alles rund um das Thema Emotionale Intelligenz und zeigt Ihnen **unvorhergesehene Möglichkeiten** auf, wie Sie Ihre Gefühle und Gedanken miteinander in Einklang bringen und durch effektivere Kommunikation ungeahnte Lösungen für Ihren persönlichen Erfolg im Umgang mit anderen Menschen entdecken.

ISBN: 978–1698562346
Kristin Berger–Loewenstein

GELASSENHEIT LERNEN
Entspannung auf Knopfdruck

Wie Sie durch Achtsamkeit und einfachen Methoden aus der Psychologie bewusster leben, Meditation praktizieren und Glück in Ihrem Leben anziehen

„Geeignet für jeden, der zur inneren Ruhe finden will."

– Amazon Kunde

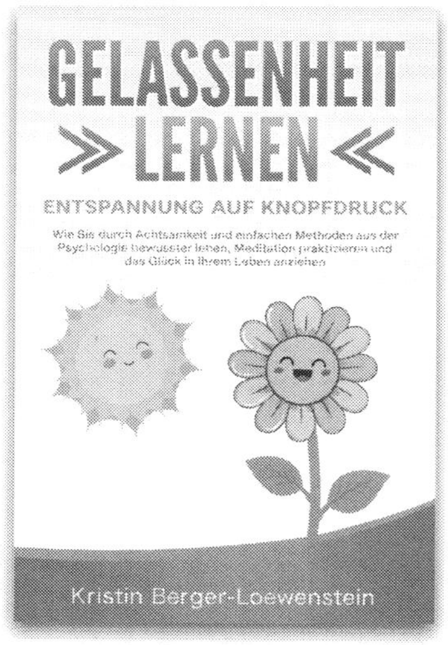

Wie Sie selbst in schwierigen Zeiten entspannt und gelassen bleiben – wie ein junger Buddha.

In ihrem neuen Bestseller stellt Ihnen Kristin Berger–Loewenstein einfache Strategien für mehr Gelassenheit vor. Diese Methoden helfen Ihnen, **innerhalb von Sekunden** die Ketten der Gelähmtheit zu durchbrechen und innere Ruhe neu zu gewinnen. Erfahren Sie hier, **wie** und **wo** Sie am besten Gelassenheit in Ihrem Leben integrieren – **dauerhaft**.

ISBN: 979–8616337726

Kristin Berger–Loewenstein

POSITIVES DENKEN
Die Kraft Deiner Gedanken

Wie Sie mit Hilfe positiver Psychologie, Achtsamkeit und den richtigen Glaubenssätzen Resilienz entwickeln und zu einer starken Persönlichkeit werden

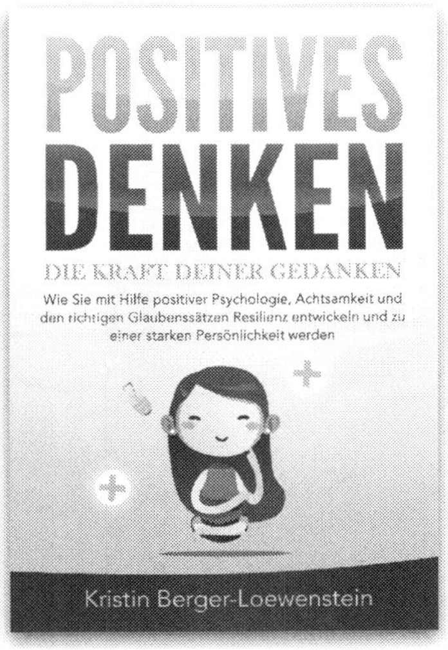

„Dieses Buch hat mir den ersten Schritt aus meinen Problemen gezeigt."

– Amazon Kunde

Denken Sie positiv – und starten Sie noch heute in ein spannendes, neues Leben voller Zuversicht, Erfüllung und persönlichem Glück.

Sie sind unzufrieden mit sich selbst und auf der Suche nach dem **wahren Glück**? Endlich ist die Lösung da! Kristin Berger-Loewenstein lüftet das Geheimnis rund um ein glückliches Leben und begleitet Sie Schritt für Schritt bei Ihrer persönlichen Entwicklung — mit wertvollen Tipps und praxisnahen Beispielen aus dem echten Leben.

ISBN: 978-1695000186

Kristin Berger-Loewenstein

Mehr Bücher für Ihren persönlichen Erfolg!

GEWOHNHEITEN ÄNDERN

Wie Sie mit neuesten Methoden aus der Psychologie Ihr Mindset auf maximalen Erfolg programmieren und innere Blockaden lösen, die Sie bisher Ihre Motivation gekostet haben

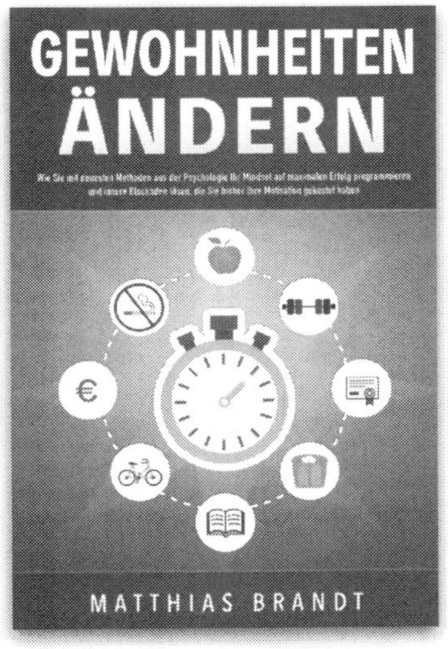

„Jetzt weiß ich, wie ich es schaffen werde."

– Amazon Kunde

Wie Sie Schritt für Schritt aus schlechten Gewohnheiten ausbrechen und ohne Umwege zu Ihren Wunsch-Ergebnissen geleitet werden.

Es ist höchste Zeit für Sie, Ihren inneren Schweinehund ein für alle mal zu überwinden. Schuld sind nicht Sie – es sind Ihre Gewohnheiten, die bisher davon abgehalten haben, erfolgreich zu werden. Mit den richtigen Gewohnheiten können Sie endlich Vollgas geben und in allen Lebensbereichen **durchstarten wie eine Rakete**.

ISBN: 978-1791885441
Matthias Brandt

Ihr exklusiver Bonus: Ein GRATIS Geschenk!

Sie möchten mehr? Mehr Bücher für Ihren persönlichen Erfolg, die Sie *wirklich* weiterbringen? Dann habe ich die perfekte Lösung für Sie ...

Als kleines Dankeschön erhalten Sie von mir ein Buch - 100 % kostenlos.

Das Ebook **GLÜCK & ERFOLG** bietet Ihnen nichts weniger als die ultimative Anleitung, wie Sie Ihr persönliches Wohlbefinden dramatisch erhöhen und endlich dem lang ersehnten Erfolg in Ihrem Leben Einzug gewähren.

Kristin Berger-Loewenstein lüftet die Geheimnisse eines erfüllten Lebens und nimmt Sie mit auf eine kleine Reise zu Ihrem neuen, glücklicheren Selbst.

GRATIS Buch „GLÜCK & ERFOLG"

Sichern Sie sich Ihr Ebook jetzt unter:

geschenk.loewenstein-medien.de

Inhalte aus dem kostenlosen Ebook von Kristin Berger-Loewenstein:

★ Das Gesetz der Anziehung und wie Sie es Gewinn bringend in Ihrem Leben einsetzen.

★ Gelassenheit lernen mit einer einfachen Methode, von der Sie zuvor noch nie gehört haben ...

★ Wie Sie Ihr Mindset auf Erfolg, Glück & Liebe programmieren und ein Leben lang davon profitieren.

Um es auf den Punkt zu bringen: Dieses Buch ist Ihr **persönlicher Leitfaden** zu Glück, Wohlstand und Erfolg. Sichern Sie sich jetzt Ihr Exemplar und profitieren Sie noch heute von unschätzbar wertvollen Erkenntnissen eines langen und glücklichen Lebens.

Fangen Sie endlich an, glücklich zu sein und das Leben in vollen Zügen zu genießen. Profitieren Sie noch heute!

Printed in Poland
by Amazon Fulfillment
Poland Sp. z o.o., Wrocław

58021221R00047